中医临床必读丛书

明·王　纶　撰
明·薛　己　注
王振国　董少萍　整理

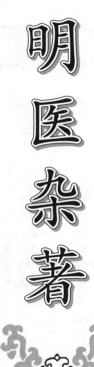

明医杂著

人民卫生出版社

图书在版编目（CIP）数据

明医杂著/明·王纶 撰 明·薛己 注 王振国等整理.
—北京：人民卫生出版社，2007.9
（中医临床必读丛书）
ISBN 978-7-117-08751-3

Ⅰ.明… Ⅱ.①王… ②薛…③王… Ⅲ.明医杂著
Ⅳ.R2-52

中国版本图书馆 CIP 数据核字（2007）第 073231 号

| 人卫智网 | www.ipmph.com | 医学教育、学术、考试、健康，
购书智慧智能综合服务平台 |
| 人卫官网 | www.pmph.com | 人卫官方资讯发布平台 |

中 医 临 床 必 读 丛 书
明 医 杂 著

撰　　者：明·王纶
注　　者：明·薛己
整　　理：王振国　董少萍
出版发行：人民卫生出版社（中继线 010-59780011）
地　　址：北京市朝阳区潘家园南里 19 号
邮　　编：100021
E - mail：pmph @ pmph. com
购书热线：010-59787592　010-59787584　010-65264830
印　　刷：三河市潮河印业有限公司
经　　销：新华书店
开　　本：850×1168　1/32　印张：7.75
字　　数：154 千字
版　　次：2007 年 9 月第 1 版　2022 年 11 月第 1 版第 6 次印刷
标准书号：ISBN 978-7-117-08751-3/R·8752
定　　价：16.00 元

打击盗版举报电话：010-59787491　E-mail：WQ @ pmph. com
（凡属印装质量问题请与本社销售中心联系退换）

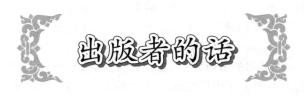

出版者的话

　　中医要发展创新,提高临床疗效是必由之路。而提高临床疗效的捷径,就是继承前人宝贵的诊疗理论和丰富的临床经验。古今大凡著名医家,无不是在熟读古籍,继承前人经验的基础上而成为一代宗师的。厚积薄发,由博返约,是读书成才的必然过程。步入 21 世纪,中医的发展与创新仍然离不开继承,而继承的第一步必须是熟读中医古籍,奠定基础。这好比万丈高楼,筑基必坚;参天大树,扎根必深。

　　为了在新世纪进一步发展中医,提高中医临床疗效水平,针对目前中医现状,国家中医药管理局启动了"优秀中医临床人才研修项目"。该计划首批精选培养名中医 200 名左右,期望在新世纪再培养一大批中医临床大家,为我国人民的医疗保健再做贡献。做临床,必读古籍;做名医,更需要熟悉古籍并能灵活应用。为了适应中医临床人才培养计划,我们从"优秀中医临床人才研修项目"必读书目中先期精选了中医各科必读的 70 余种整理后已相继出版发行,应广大读者要求,经全国著名中医专家王永炎、余瀛鳌等推荐和论证,续增 34 种,使《中医临床必读丛书》的出版渐臻完备。本丛书共 105 种,所选精当,涵盖面广,多为历代医家推崇,尊为必读经典著作,在中医学发展的长河中,占有重要的学术地位。

　　本次整理突出了以下特点:①力求原文准确,每种医籍均由各科专家遴选精善底本,加以严谨校勘,为读者提供精确的原文。②原则上只收原文,不作校记和注释,旨在使读者在研习之中渐得旨趣,体悟真谛。③每书撰写了导读,介绍该书的作者生平、成书背景、学术特点,及对临床的指导意义以及如何学习运用等内容,提要钩玄,以启迪读者。为便于读者检索,书后附以索引。

期望本丛书的出版,能真正起到读古籍,筑根基,做临床,提疗效的作用,有助于中医临床人才的培养和成长,以推动我国中医药事业的发展与创新。

一、经典著作

《灵枢经》

《黄帝内经素问》

《伤寒论》

《金匮要略》

《温病条辨》

《温热经纬》

二、诊断类著作

《脉经》

《诊家枢要》

《濒湖脉学》

三、通用著作

《中藏经》

《伤寒总病论》

《素问玄机原病式》

《三因极一病证方论》

《素问病机气宜保命集》

《内外伤辨惑论》

《儒门事亲》

《脾胃论》

《兰室秘藏》

《格致余论》

《丹溪心法》

《景岳全书》

《医贯》

《理虚元鉴》

《明医杂著》

《万病回春》

《慎柔五书》

《内经知要》

《医宗金鉴》

《石室秘录》

《医学源流论》

《兰台轨范》

《杂病源流犀烛》

《古今医案按》

《笔花医镜》

《类证治裁》

《医林改错》

《血证论》

《名医类案》

《医学衷中参西录》

《丁甘仁医案》

四、各科著作

（一）内科

《金匮钩玄》

《秘传证治要诀及类方》

《医宗必读》

《医学心悟》

《证治汇补》

《医门法律》

《张氏医通》

《张聿青医案》

《临证指南医案》

《症因脉治》

《医学入门》

《先醒斋医学广笔记》

《温疫论》

《温热论》

《湿热论》

《串雅内外编》

《医醇賸义》

《时病论》

（二）外科

《外科精义》

《外科发挥》

《外科正宗》

《外科证治全生集》

《疡科心得集》

（三）妇科

《经效产宝》

《妇人大全良方》

《女科经纶》

《傅青主女科》

《竹林寺女科秘传》

《济阴纲目》

《女科辑要》

（四）儿科

《小儿药证直诀》

《活幼心书》

《幼科发挥》

《幼幼集成》

（五）眼科

《秘传眼科龙木论》

《审视瑶函》

《银海精微》

《目经大成》

《眼科金镜》

（六）耳鼻喉科

《重楼玉钥》

《口齿类要》

《喉科秘诀》

（七）针灸科

《针灸甲乙经》

《针灸资生经》

《针经摘英集》

《针灸大成》

《针灸聚英》

人民卫生出版社

2007 年 3 月

序

  中医药学是具有中国特色的生命科学,是科学与人文融合得比较好的学科,在人才培养方面,只要遵循中医药学自身发展的规律,只要把中医理论知识的深厚积淀与临床经验的活用有机的结合起来,就能培养出优秀的中医临床人才。

  近百余年西学东渐,再加上当今市场经济价值取向的作用,使得一些中医师诊治疾病,常以西药打头阵,中药作陪衬,不论病情是否需要,一概是中药加西药。更有甚者不切脉、不辨证,凡遇炎症均以解毒消炎处理,如此失去了中医理论对诊疗实践的指导,则不可能培养出合格的中医临床人才。对此,中医学界许多有识之士颇感忧虑而痛心疾首。中医中药人才的培养,从国家社会的需求出发,应该在多种模式多个层面展开。当务之急是创造良好的育人环境。要倡导求真求异,学术民主的学风。国家中医药管理局设立了培育名医的研修项目,首先是参师襄诊,拜名师制订好读书计划,因人因材施教,务求实效。论其共性则需重视"悟性"的提高,医理与易理相通,重视易经相关理论的学习;还有文献学、逻辑学,生命科学原理与生物信息学等知识的学习运用。"悟性"主要体现在联系临床,提高思想思考思辩的能力,破解疑难病例获取疗效。再者是熟读一本临证案头书,研修项目精选的书目可以任选,作为读经典医籍研修晋阶保底的基本功。第二是诊疗环境,我建议城市与乡村、医院与诊所、病房与门诊可以兼顾,总以多临证多研讨为主。若参师三五位以上,年诊千例以上,必有上乘学问。第三是求真务实,"读经典做临床"关键在"做"字上苦下功夫,敢于置疑而后验证、诠释进而创新,诠证创新自然寓于继承之中。

中医治学当溯本求源,古为今用,继承是基础,创新是归宿,认真继承中医经典理论与临床诊疗经验,做到中医不能丢,进而才是中医现代化的实施。厚积薄发、厚今薄古为治学常理。所谓勤求古训、融汇新知,即是运用科学的临床思维方法,将理论与实践紧密联系,以显著的疗效、诠释、求证前贤的理论,寓继承之中求创新发展,从理论层面阐发古人前贤之未备,以推进中医学科的进步。

综观古往今来贤哲名医均是熟谙经典,勤于临证,发遑古义,创立新说者。通常所言的"学术思想"应是高层次的成就,是锲而不舍长期坚持"读经典做临床"在取得若干鲜活的诊疗经验的基础上,应是学术闪光点凝聚提炼出的精华。笔者以弘扬中医学学科的学术思想为己任而决不敢言自己有什么学术思想,因为学术思想一定要具备有创新思维与创新成果,当然是在继承为基础上的创新;学术思想必有理论内涵指导临床实践,能以提高防治水平;再者学术思想不应是一病一证一法一方的诊治经验与心得体会。如金元大家刘完素著有《素问玄机原病式》,自述"法之与术,悉出《内经》之玄机",于刻苦钻研运气学说之后,倡"六气皆从火化",阐发火热症证脉治,创立脏腑六气病机、玄府气液理论。其学术思想至今仍能指导温热、瘟疫的防治。非典型传染性肺炎(SARS)流行时,运用玄府气液理论分析证候病机,确立治则治法,遣药组方获取疗效,应对突发公共卫生事件造福群众。毋庸置疑刘完素是"读经典做临床"的楷模,而学习历史,凡成中医大家名师者基本如此,即使当今名医具有卓越学术思想者,亦无例外,因为经典医籍所提供的科学原理至今仍是维护健康防治疾病的准则,至今仍葆其青春,因此"读经典做临床"具有重要的现实意义。

值得指出,培养临床中坚骨干人才,造就学科领军人物是当务之急。在需要强化"读经典做临床"的同时,以唯物主义史观学习易经易道易图，与文、史、哲，逻辑学交叉渗透融合，提高"悟性"指导诊疗工作。面对新世纪东学西渐是另一股潮流，国外学者研究老聃、孔丘、朱熹、沈括之学，以应对技术高速发展与理论相对滞后的矛盾日趋突出的现状。譬如老聃是中国宇宙论的开拓者，惠施则注重宇宙中一般事物的观察。他解释宇宙为总包一切之"大一"与极微无内之"小一"构成，大而无外小而无内，大一寓有小一，小一中又涵有大一，两者相兼容而为用。如此见解不仅对中医学术研究具有指导作用，对宏观生物学与分子生物学的链接，纳入到系统复杂科学的领域至关重要。近日有学者撰文讨论自我感受的主观症状对医学的贡献和医师参照的意义；有学者从分子水平寻求直接调节整体功能的物质，而突破靶细胞的发病机制；有医生运用助阳化气，通利小便的方药能同时改善胃肠症状治疗幽门螺杆菌引起的胃炎，还有医生使用中成药治疗老年良性前列腺增生，运用非线性方法，优化观察指标，不把增生前列腺的直径作为惟一的"金"指标，用综合量表评价疗效而获得认许，这就是中医的思维，要坚定地走中国人自己的路。

　　人民卫生出版社为了落实国家中医药管理局设立的培育名医的研修项目，先从研修项目中精选70余种陆续刊行，为进一步扩大视野，续增的品种也是备受历代医家推崇的中医经典著作，为我们学习提供了便利条件，只要我们"博学之，审问之，慎思之，明辩之，笃行之"，就会学有所得、学有所长、学有所进、学有所成。治经典之学要落脚临床，实实在在去"做"，切忌坐而论道，应端正学风，尊重参师，教学相长，使自己成为中医界骨干人才。名医不是自封的，需要同行认可，而社会认可更为重要。让我们互相勉励，为中国中医名医战略实施取得实效多做有益的工作。

王永炎

2007 年 3 月 5 日

导 读

《明医杂著》六卷，为明代王纶所著，薛己注释并加按语，合而成书。书中卷一～卷三主要为医论及杂病证治，包括发热、劳瘵、泄泻、痢疾、咳嗽、痰饮等内科病证及妇产科和五官科疾病的辨治；卷四专论风症；卷五论小儿诸病症的证治；卷六为附方。是书为王纶的临床医疗心得，又经薛己加以注释及附按，发王氏之未发，并列举病案以为佐证，议论通达，使其内容更臻完善，为一部具有较高临床实用价值的综合性医著。

一、《明医杂著》的作者与成书年代

《明医杂著》为明代王纶撰，薛己加注并附按语和医案。王纶，字汝言，号节斋，浙江慈溪人，因父、兄皆多病，久治未愈。受其兄之影响，研习医书本草。据《慈溪县志》载：他于明成化二十年（1484）中进士，后历官广东参政、湖广右布政使、广西左布政使，后擢都御史，巡抚湖广。王纶虽入仕途，但仍勤读医籍，任职期间，兼疗民疾，多验。他学宗朱震亨，并把朱震亨、李东垣等著名医家的学术思想结合起来，加上本人的心得体会与临证经验，编撰而成《明医杂著》。其著述对明清医家影响颇大。同代医家薛己对其著作倍加推崇，为其注释并附加按语及医案，阐其未尽之医理。

本书王纶原撰于1502年，虽然薛己言其"刊行有年"，但今未见原刊本。现所见者，均为薛己加注本，刊于1549年。薛己，字新甫，号立斋，明·江苏吴县人。薛己得父薛铠之传，承继医业，正德初年补为太医院院士，九年擢太医院御医，十四年授南京太医院院判，嘉靖间进院使。他通晓各科，曾著有《薛氏医案》一书。《明医杂著》是薛己"以先生引而未发之意，漫为补注，附以治验"更入滑氏《诊家枢要》，并备附方，共成六卷，刊入《薛氏医案》丛书之中。由此可见，薛己对本书的整理与付梓流传，是起着重要作用的。

二、《明医杂著》的学术特点及其对临床的指导意义

《明医杂著》对于中医内科杂病、妇科、儿科等诸多疾病的认识与治疗，都具有独到之处，其中有些见解仍为现代医者所推崇。

1. 传承东垣、丹溪学说

王纶在本书的"医论"及"续医论"篇中着重阐明了自己的学术观点。他认为张仲景、李东垣、刘河间、朱丹溪四家之书，本无优劣高下之分，都是对《内经》学术体系某一个方面的发挥。《内经》犹如儒之六经，无所不备，而四家之书则是六经之阶梯。"外感法仲景，内伤法东垣，热病用河间，杂病用丹溪，一以贯之，斯医道之大全矣。"

在"内伤法东垣"方面，王纶不仅对李东垣的内伤学说体会至深，且有独到见解。他在该书"枳术丸论"中说："人之一身，脾胃为主……胃司受纳，脾司运化，受纳一运，化生精气，津液上升，糟粕下降，斯无病矣。"他认为：内伤疾病，多由"饮食不节，起居不时"导致脾胃之元气损伤。"胃损则不能纳，脾损则不能化，脾胃俱损，纳化皆难，元气斯弱，百

邪易侵",因而罹患疾病。他说:"故洁古制枳术丸,东垣发脾胃之论,后人称为医中王道,厥有旨哉!"

王氏虽倍崇东垣之内伤学说,但在其对内科杂病的治疗方面仍以承丹溪之学为主,并盛赞"丹溪发明先圣之旨以正千载之讹,其功盛哉"。在该书的"大补阴丸论"中,大倡"阳常有余,阴常不足"论,提出:"人之一身,阴常不足,阳常有余,况节欲者少,过欲者多。精血既亏,相火必旺;火旺则阴愈消,而劳瘵、咳嗽、咯血、吐血等症作矣。……世之人,火旺致病者,十居八九,火衰成疾者,百无二三,……故补阴之药,自少至老,不可缺也。"在丹溪大补阴丸方的基础上又立补阴丸一方,且详备加减之法,使丹溪翁之论更加详备。他强调:"常补其阴,使阴与阳齐,则水能制火,而水升,火降,斯无病矣!"王氏对丹溪翁以气、血、痰、郁论治杂证大力推崇。提出四法治病说,气用四君子汤,血用四物汤,痰用二陈汤,久病多郁用越鞠丸。提纲挈领,便于应用,深受后世赞赏。他总结二家学说,形成了自己的观点,谓:"益气、补阴,皆内伤症也。一则因阳气之下陷,而补其气以升提之;一则因阳火之上升,而滋其阴以降下之。一升一降,迥然不同矣!"

2. 治内科杂病,取诸家之长

在治疗内科杂病方面,王纶不拘一格,善取诸家之长。如在"发热论"中指出,发热有外感发热和内伤发热之别,"世间发热症类伤寒者数种,治各不同,外感、内伤乃大关键。"临证主张外感发热法仲景之学,内伤发热,由气虚而致者法东垣之说,由阴虚而致者,法丹溪之说。内伤发热方面,王纶综合了东垣、丹溪之说,以阳虚与阴虚来划分,认为阳虚者病属于肺脾,其脉大而无力;阴虚者,病属心肾,其脉数而有力。他说:"内伤发热是阳气自伤,不能升达,降下阴分而为内热,乃阳虚也。……阴虚发热是阴血自伤,不能制火,乃阳旺也。"

对其病机，王氏指出："饮食劳倦，为内伤元气，此真阳下陷，内生虚热……，劳心好色，内伤真阴，阴血既伤，则阳气偏胜，而变为火矣。"把阳虚发热归咎于饮食劳倦损伤元气，致使真阳下陷而内生虚热。阴虚发热则大多由劳心好色引起，致内伤真阴，不能制火而阴虚火旺。在治疗方面，对阳虚者多宗东垣之法，用人参、黄耆等甘温之药，以补其气而升其阳，此用气药以补气之不足；对劳力辛苦而发热者，在东垣方的基础上加熟附子，以补益真阳，升举下陷。阴虚依丹溪之法，用四物汤加黄柏、知母，补其阴而火自降，此用血药以补血之不足。

又如风证，王纶提出了痰为风之本，治疗当补中气以运痰的学术观点。他认为，中风偏枯是以血虚、痰饮为病之根源。因为人身之血行于经络，而外充于皮毛，渗透肌肉，滋养筋骨。若气滞则血滞，气逆则血逆，得热则瘀浊，得寒则凝泣，血浊气滞则凝聚而为痰。又津液生于脾胃，水谷所乘，浊则为痰，故痰生于脾土也。所以治疗宜壮其脾气为主，兼佐以治痰，使中气健而痰涎自化，病乃可愈。提出用药当以参、术、二陈之类为宜，最忌行气化痰及用所谓倒仓之法，认为用倒仓之法不仅不能尽其病根，反使脾胃更虚而痰易生，因而大力推崇丹溪"补中气以运痰"之法，薛氏也列举数则病例予以佐证。

咳嗽是常见的肺系病症之一，其发病与症状缓急变化，常因时令季节而异。在治疗咳嗽方面，王纶以四时为纲，根据春暖、夏热、秋燥、冬寒四季不同特点分时论治，顺时用药，颇具特色。作者认为，咳嗽发于春季，其病位虽在肺，但涉及于肝，治疗"宜润肺抑肝"。这是因为"春多上升之气"，肝火乘春气上升，刑克肺金影响肺气肃降而致咳嗽，故方药中常加川芎、芍药等；夏令咳嗽，王氏认为"夏多火热，炎上最重，宜清金降火。加桑白皮、知母、黄芩、麦门冬、石膏"。"清金降火"所表达的学术思想是,治疗夏季咳嗽,不仅要清肺,更要清泻阳明胃经之火,肺胃同治是治疗暑热咳嗽的基本大法;对于秋季咳嗽,王氏认为:"秋多湿热伤肺,宜清热泻湿,加苍术、桑白皮、防风、黄芩、山栀"。秋令本易燥邪伤肺,治疗应着眼于清肺润燥,而王氏所言"秋多湿热伤肺",其意在于初秋暑湿余热未退,加之秋令温燥之气伤人,形成温燥夹湿症,故治疗法当"清热泻湿";对于冬令咳嗽,王氏认为:"冬多风寒外感,宜解表行痰,加麻黄、桂枝、半夏、防风。"因为冬季寒水当令,而风为百病之长,风与寒相合,袭表入肺,加之寒性收引,即使腠理闭塞,气机不行,又使肺失宣肃,通调不利,聚湿成痰,形成寒痰咳逆症。王氏提出的"解表行痰"是宗仲景《伤寒论》之法,体现了王氏严谨的治学作风和对经典理论的发展,也体现了其临床功底之深厚,遣方用药之灵活。

3. 小儿病多属肝脾二经

是书卷五主要论及儿科脐风、变蒸、潮热、惊风、惊搐、痘疹等诸多杂证。对于儿科病证,作者认为,儿科病多属肝脾二经,而且肝只是有余而脾只是不足,且以脾病居多。治疗当以补养脾胃为主。文中对小儿痘疹所论最详,并力推丹溪小儿痘疹之治法,提出痘疹分表里虚实,治疗当以调解之法,活血、调气、安表、和中、轻清消毒、温凉之剂兼而治之。

三、如何学习应用《明医杂著》

《明医杂著》是一部具有实用价值的临床杂病治疗著作,记录了作者学习和发挥金元各大医家的学术思想,并在临床实践中加以运用的心得体会。王氏善于集萃众长,贯通诸家之说。"外感法仲景,内伤法东垣,热病用河间,杂病用丹溪",

是我们学习和研究本书的一条主线。本书内容丰富，对诸家学说，能提要钩沉，条分缕析，明其理论，详其方治。为本书作注的著名医家薛己正是继承王纶的学术思想，融合李朱两家之说，为后来的温补学说开创了先河。本书不但是王纶学术思想的集中体现，也是研究薛己学术思想的重要著作。学习本书，可以结合对金元四大家学术思想的研究，尤其是透过其中对东垣学说、丹溪学说的评议和发挥，更客观、更深入地了解和学习金元时期诸大家的学术思想及其临床应用。同时，研读本书也有助于我们深入了解中医学术流派传承及演变的轨迹，了解中医学术独特的思想体系和发展模式。

　　但需要注意的是，该书中的学术观点有着明显的"一理贯通论"的痕迹。即书所及内、妇、儿科诸疾均以补脾为本，薛立斋亦持此议，所谓"十三科一理贯之"。在学习应用本书的理论和经验时，应结合实际，变通应用。

王振国　董少萍

2007 年 5 月

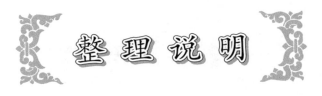

整理说明

　　《明医杂著》是明代医家王纶所著的一部综合性医著。全书共6卷，所论内容十分丰富，卷一～卷三主要为医论及杂病证治，包括发热、劳瘵、泄泻、痢疾、咳嗽、痰饮等内科病证以及妇产科和五官科疾病的辨治，并分析了李东垣、朱震亨等名医的治法及方论等；卷四专论风症；卷五论小儿诸病的证治；卷六附方。全书议论通达，加之薛氏注释及附按，发王氏之未发，使内容更臻完善，是一本较好的临床参考书。

　　为了更好地发挥本书的作用，挖掘其使用价值，特对其做必要的校勘整理。现将校勘整理的有关问题说明如下：

　　1. 本次整理一律使用简体横排，全书标点使用通行标点符号。文字原则上尽量使用简体规范汉字，以利阅读，但某些中医专用字，为避免歧义，则予保留。底本中有大小字之别，均按底本照录。原书中"右"字用以代表前文者，一律改为"上"字。

　　2. 本次整理以明嘉靖二十八年己酉（1549）刻本作底本，以明嘉靖三十年辛亥（1551）宋阳山刻本为主校本。

　　3. 本次整理以对校法为主，并结合理校、他校、本校等方法，四校合参：①底本中确系明显错字、别字，则予迳改。②底本与校本不一致，显系底本错、漏、衍、倒者，于原文中改正，加脚注说明。③如底本与校本互异，难以判定是非，不改动原文，出注说明。

　　4. 原目录与正文不一致时，一般据正文改正目录，不作校注。

　　由于整理者水平有限，疏谬之处，祈望斧正。

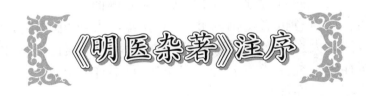

《明医杂著》注序

　　鄞人王节斋，集明医医方，而著以己见，觉世济物之心伟矣。苏立斋薛翁，大阐节斋所未尽，而为之注。凡起病传经之因，一览之如见肺肝，间有损益，节斋而直指原委。予虽未畅于医，要之，立斋历试既效之言，虽节斋复生，亦当视为忠告友矣。尝闻姑苏传刘、张医学，乃是葛应雷始，自后王安道、赵良仁辈，各著《会同》、《医韵》、《药要》等书，世所宝藏，则苏固有玄妙医派也。立斋崛起于后，渊源有自矣。况仕孝庙历今上三朝，视篆南北两太医院，必尽阅中秘奇方，遍交寰海名士，闻见益宏矣。予昔释褐时，知立斋素以著述为志，而仕宦之足以妨之也。于时致政归吴，徜徉林丘，上下今古，研精覃思，垂二十年，宜其视色望气，察见脉理，而所投立效也。今天下为医者，乡无渊源之承，进无中秘之闻，退无研覃之思。而立斋有此三者，宜其富于著述。今所注《明医杂著》，乃屡试屡验焉。如吾叔东圩公八十又二，病肩疽，众以消治，翁以补肾效；又病痰喘，众以散治，翁以补脾效。盖因病立方而不执方，虽立斋所自注，有不能尽立斋所自用者，若求立斋者，止以所注方焉，则亦剪剪矣。后汉郭玉曰：医言意也。腠理至密，随气用巧，而神存乎心手之间。意可得而解，口不可得而言。盖意也者，活法也。注也者，大意也。因立斋所注之大意，而求立斋所不容注之活法，则得心应手，所存者神矣。昔节斋为《杂著》而不详尽，如今立斋所注，或亦如是意云！

嘉靖岁己酉正月六日赐同进士出身原任礼科右给事中徵仕郎海盐海石钱薇拜撰

补注《明医杂著》序

先朝都宪节斋王翁，自秀才时，便存心天下，以为吾即不得致君泽民，当以医药寿斯世夭札耳！及登第，任历中外，皆得人心；至于人之疢疾，治无不验。古人所谓良相良医，盖兼体之矣。所著发热等篇，名《明医杂著》，刊行有年。凡厥问答拟议，悉本《医学纲目》中来，其渊源心力，可想见也。然犹不自满，假当其友之请梓，辞以政余草集，未及成书，强而后可，且云：俟予晚年林下，更须增损。惜乎其未果也。已辄不自分，窃以先生引而未发之意，漫为补注，附以治验焉。或曰：脉之不知，病安从识？子是之书，何独略于诊法邪？乃更入滑伯仁先生《诊家枢要》，共六卷，末则续备方饵，以便初学览用。稿虽苟完，颇多简赘之失，适总宪及斋魏翁，备兵我吴，而翁亦素通于医，盖今日之节斋也。每过余谈及，率叹民命之当重，而药之不可不讲也。辱就鄙稿加之笔削，行吴邑宋尹阳山梓之，但愧刍荛枝叶，弗足采择耳！大方其教之，勿以老拙而弃之，曰不足与之言。

大明嘉靖辛亥冬仲吉日前奉政大夫太医院院使后学薛己谨序

11

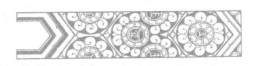

目录

目

录

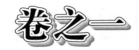

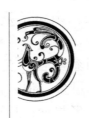

医　　论

　　或问：仲景、东垣、河间、丹溪诸书孰优？学之宜
何主？曰：宜专主《内经》，而博观乎四子，斯无弊矣。
盖医之有《内经》，犹儒道之六经，无所不备。四子之
说，则犹《学》、《庸》、《语》、《孟》，为六经之阶梯，
不可缺一者也。四子之书，初无优劣，但各发明一义
耳！仲景见《内经》载伤寒，而其变迁反复之未备也，
故著论立方，以尽其变。后人宗之，传用既久，渐失其
真，用以通治温暑、内伤诸症，遂致误人。故河间出，
而始发明治温暑之法。东垣出，而始发明治内伤之法。
河间之论，即《内经》五运六气之旨。东垣之说，即
《内经》饮食、劳倦之义。仲景非不知温暑与内伤也，
特其著书未之及。河间、东垣之于伤寒，则尊用仲景而
莫敢违矣。至于丹溪出，而又集诸儒之大成，发明阴虚
发热类乎外感、内伤及湿热相火为病甚多，随症著论，
亦不过阐《内经》之要旨，补前贤之未备耳！故曰外感
法仲景，内伤法东垣，热病用河间，杂病用丹溪，一以
贯之，斯医道之大全矣。

1

或问：仲景处方，药品甚少，及东垣用药，多至二十余味。丹溪云：余每治病，用东垣之药，效仲景处方，庶品味数少，则药力专精。丹溪何以不法东垣而效仲景耶？曰：明察药性，莫如东垣，盖所谓圣于医者也。故在东垣则可多，他人而效其多，斯乱杂矣。东垣如韩信将兵，多多益善；丹溪不过能将十万，故不敢效其多。

愚按《经》云：治病必求其本，本于四时五脏之根也。故洁古张先生云：五脏子母虚实，鬼邪微正，若不达其旨意，不易得而入焉。徐用诚先生云：凡心脏得病，必先调其肝肾二脏，肾者心之鬼，肝气通则心气和，肝气滞则心气乏。此心病先求于肝，清其源也。五脏受病，必传其所胜。水能胜火，则肾之受邪，必传于心，故先治其肾，逐其邪也。故有退肾邪、益肝气两方。或诊其脉，肝肾两脏俱和，而心自主疾，然后察其心家虚实治之。余仿此，详见《玉机微义·小儿部》。

或问：人言东南气热，可服寒药；西北气寒，可服温药。然今东南之人，常服胡椒、姜、桂，不见生病；而西北之人，畏食椒、姜辛热之物何也？曰：东南虽热，然地卑多湿，辛热食药亦能劫湿；西北虽寒，然地高多燥，辛热食药却能助燥故耳！治病用药者，须识此意。

愚按《素问·异法方宜论》云：东南之域，下卑湿热，其人腠理疏通，汗液妄泄，阳气内虚，故宜食椒、姜辛热之物，以助其阳也。西北之域，高陵风寒，其人腠理致密，汗液内固，阳气充实，不宜食椒、姜辛热之物，反益其阳也。东坡先生仕黄州，其民疫疠流行，先生以圣散子治之，其功甚效。是其地卑湿，四时郁热，腠理疏通，汗液妄泄，阳气虚寒，是以相宜。西北疫疠，民用之死者接踵，此余之目击也。

丹溪先生治病，不出乎气、血、痰。故用药之要有三：气用四君子汤，血用四物汤，痰用二陈汤。又云：久病属郁，立治郁之方，曰越鞠丸。盖气、血，痰三病，多有兼郁者，或郁久而生病，或病久而生郁，或误药杂乱而成郁，故余每用此方治病，时以郁法参之。气病兼郁，则用四君子加开郁药，血病、痰病皆然。故四法者，治病用药之大要也。丹溪又云：近世治病，多不知分气血，但见虚病，便用参、芪。属气虚者固宜矣，若是血虚，岂不助气而反耗阴血耶？是谓血病治气，则血愈虚耗，甚而至于气血俱虚。故治病用药，须要分别气血明白，不可混淆！

愚按《经》云：脾胃为气血之本。若阳气虚弱而不能生阴血者，宜用六君子汤；阳气虚寒而不能生阴血者，亦用前汤加炮姜；若胃土燥热而不能生阴血者，宜用四物汤；若脾胃虚寒而不能生阴血者，宜用八味丸。其余当更推五脏互相生克而调补之。

一儒者，每劳役则食少，胸痞，发热，头痛，吐痰，作渴，脉浮大。余谓此脾胃气虚而血病也。不信，服二陈、四物、黄柏、知母之类。腹痛作呕，脉洪数而无伦次。先以六君子汤加炮姜，痛、呕渐愈，又用补中益气汤而痊。

一儒者，素勤苦。因饮食失节，大便下血，或赤或黯，后非便血则盗汗，非恶寒则发热，六脉浮大，心脾则涩，此思伤心脾，不能摄血归源也。盖血即汗，汗即血，其色赤黯，便血，盗汗，皆火之升降微。

牛黄抱龙丸

治风痰壅盛，或咳嗽发热，或发惊搐等症。

牛黄　雄黄　辰砂　天竺黄各四钱　麝香一钱　牛胆南星

上为末，甘草汤糊丸皂子大。每服二丸，姜汤下。

柴芍参苓散

治脾胃不和，饮食少进，或呕吐、泄泻。凡病后宜用此调理。

柴胡　芍药　人参　白术　茯苓　陈皮　当归各五分　甘草　丹皮　山栀炒，各三分

上为末，每服一钱，白汤下，或作丸服。

五味子汤

治咳嗽，皮肤干燥，唾中有血，胸膈疼痛等症。

五味子炒　桔梗炒　紫菀　甘草炒　续断各五分　竹茹一钱　赤小豆一撮　生地黄二钱　桑白皮炒二钱

上水煎服。

人参平肺散

治心火克肺，咳嗽喘呕，痰涎壅盛，胸膈痞满。

上为末[①]，每二钱，空心小麦汤调下。

姜附赤石脂朱砂丹

治小便数而不禁，怔忡，多忘，魇梦不已，下元虚

---

① 　上为末：此上药物原缺，可参卷六"附方"中"人参平肺散"条。

冷，遗尿，精滑，或阳虚精漏不止，或肾气虚寒，脾泄、肾泄等症。

附子生　干姜各半两　赤石脂一两半，水飞

上为细末，酒糊丸绿豆大，每十五至二三十丸。大便不和，米饮下；小便不禁，茯苓汤下。

茯苓丸

治心肾俱虚，神志不守，小便淋沥不禁，或赤，或浊，或不利，并宜服之。

赤茯苓　白茯苓等分

上为末，以新汲水挼洗，澄去新沫，控干，别取熟地黄汁与好酒，同于银石器内，熬成膏，搜和丸弹子大，空心盐酒嚼下一丸。

人参救肺散

治咳血、吐血等症。

升麻一钱　柴胡一钱　当归尾二钱　熟地黄二钱　白芍药一钱　苏木半钱　黄耆二钱　人参二钱　甘草半钱　苍术一钱　陈皮五分

上每服五钱，水二盏，煎至一盏，去渣，食前温服。

麦门冬饮子

治吐血久不愈，或肺气虚而短①之伤药，要须识此。吾妻尝胎漏，忽日血大崩，遂晕去，服童便而醒，少顷复晕，急煎服荆芥，随醒随晕，服止血止晕之药不

---

① 短：此下"之伤药"三字文义不伦，疑有脱简。可参本书卷六"附方"中"麦门冬饮子"条。

效，忽然呕吐。予以童便药汁，满于胸膈也，即以手探吐之，少间吐出米饭及齑菜碗许。询问其由，适方午饭后着恼，故即崩而不止。予悟曰：因方饱食，胃气不行，故崩甚。血既大崩，胃气益虚而不能运化，宜乎服药而无效也。急宜调理脾胃，遂用白术五钱，陈皮、麦芽各二钱，煎服之。服未半而晕止，再服而崩止，遂专理脾胃，服十数剂，胃气始还。然后加血药服之而安。若不审知食滞，而专用血崩血晕之药，岂不误哉！

愚按人以脾胃为本，纳五谷，化精液。其清者入荣，浊者入胃，阴阳得此，是谓之橐籥，故阳则发于四肢，阴则行于五脏。土旺于四时，善载乎万物，人得土以养百骸，身失土以枯四肢。东垣以饮食自伤，医多妄下，清气下陷，浊气不降，乃生膜胀，所以胃脘之阳不能升举，其气陷入中焦，当用补中益气，使浊气得降，不治自安，窃谓饱食致崩者，因伤脾气，下陷于肾，与相火协合，多湿热下迫而致。宜用甘温之剂调补脾气，则血自归经而止矣。若误用寒凉，复损胃气，则血无所羁，而欲其止，不亦难哉！大凡脾胃虚弱而不能摄血，宜调补脾气为主。

一妇人崩漏，面黄或赤，时觉腹间脐下痛，四肢困倦，烦热不安，其经行先发寒热，两肋如束。此脾胃亏损，元气下陷，与相火湿热下迫所致。用补中益气汤加防风、芍药，炒黑黄柏，煎服归脾汤而愈。

凡妇人产后，阴血虚，阳无所依，而浮散于外，故多发热。治法用四物汤补阴血，而以炙干姜之苦温从治，收其浮散，使归依于阴。然产后脾胃虚，多有过于饮食伤滞而发热者，误作血虚则不效矣。但遇产后发热，若胸膈饱闷，嗳气，恶食，泄泻等症，只作伤食治之。若发热而饮食自调者，方用补血正法。

愚按新产阴血暴伤，阳无所附而外热，宜用四物、炮姜补阴以配阳，若因误服寒凉克伐之剂而外热，此为寒气隔阳于外，宜用四君子加姜、桂，如不应，急加附子；若或肌肤发热，面目赤色，烦渴引饮，此血脱发躁，宜用当归补血汤；若胸膈饱闷，嗳腐恶食，或吞酸，吐泻，发热，此为饮食停滞，宜用四君子加厚朴、山楂；若胸膈满闷，食少，发热，或食而难化，此为脾气虚弱，宜用六君子加炮姜；若用峻厉之剂，腹痛，热渴，寒热，呕吐等症，此为中气复伤，急用六君子加炮姜，若认为热，投以他剂则误矣。

凡伤寒时气大病热退之后，先服参、芪甘温之药一二服，以扶元气，随后便服滋阴生津润燥之药。盖大病后汗液外耗，水谷内竭，必有小便赤涩，大便秘结等症，须识此意预防之。

愚按大病后，谷消水去，精散卫亡，多致便利枯竭，宜当补中益气为要。盖脾为中州，浇灌四傍，为胃行其津液者也。况大肠主津，小肠主液，亦皆禀气于胃，胃气一充，津液自行矣。燥甚者，别当以辛润之，以苦泄之。

凡泄泻病，误服参、芪等甘温之药，则病不能愈，而或变为黄疸。盖泄属湿，甘温之药能生湿热，故反助病邪，久则湿热甚而为疸矣。惟用苦寒泻湿热，苦温除湿寒则愈。泄止后脾胃虚弱，方可用参、芪等药以补之。

愚尝治少宰李蒲汀，庚寅冬，湿热泄泻。因未生子，惑于人言淡渗之剂能泻肾，而服参、芪等药。后变黄疸，小便不利，腹胀，胸痞。余曰：有是病必用是药，须以淡渗疏导其湿热。遂用茵陈五苓散，诸症顿退。至辛卯冬生子。

南方人称发热为劳发，盖谓劳苦而发热，即东垣内伤之旨也。此病轻者一、二发自愈，重者用东垣法补之，甚则加热附子。若因劳力辛苦而发热，切不可误作外感轻易发汗也。

愚按内伤发热者，因饮食过时，劳役过度，而损耗元气，阴火得以乘其土位，故翕翕然而发热，宜用补中益气汤以升其阳，若因劳力辛苦，入房不节，亏损精血，虚火妄动而发热者，宜用六味地黄丸以补其阴。不可认作有余之火，而用黄柏、知母之类也。

东垣论饮食劳倦为内伤不足之证，治用补中益气汤。《溯洄集》中又论不足之中，又当分别饮食伤为有余，劳倦伤为不足。予谓伤饮食而留积不化，以致宿食郁热，热发于外，此为有余之症，法当消导。东垣自有枳术丸等，治法具于饮食门矣。其补中益气方论，却谓人因伤饥失饱，致损脾胃，非有积滞者也，故只宜用补药。盖脾胃全赖饮食之养，今因饥饱不时，失其所养，则脾胃虚矣。又脾主四肢，若劳力辛苦伤其四肢，则根本竭矣。或专因饮食不调，或专因劳力过度，或饮食不调之后加之劳力，或劳力过度之后继以不调，故皆谓之内伤元气不足之症，而宜用补药也。但须于此四者之间，审察明白，为略加减，则无不效矣。

愚按饮食劳倦颇同而理异也。王安道先生曰：劳倦伤、饮食伤，二者虽俱为内伤，不可混而为一。夫饮食受伤而留滞不化，则有余矣，有余者泻之。伤饥失饱致损脾胃，非有积滞，则不足矣，不足者补之。如东垣枳术丸之类，虽曰消导，固有补益于其间，然亦施于不甚伤者耳，原非以为通行之药也。盖停滞之物，非枳术丸之力所能去者。若泥于消导而弗知变，则不善用前人之意矣。

内伤发热，是阳气自伤，不能升达，降下阴分而为内热，乃阳虚也，故其脉大而无力，属肺、脾。阴虚发热，是阴血自伤，不能制火，阳气升腾而为内热，乃阳旺也，故其脉数而无力，属心、肾。《经》曰：脉大而无力为阳虚，脉数而无力为阴虚。无力为虚，有力为实。

愚按阳虚发热者，宜用补中益气汤以升补阳气；阴虚发热者，宜用六味地黄丸以培补阴血。总论二症，虽有阴阳气血之分，实则皆因脾胃阳气不足所致。其发热，属形病俱虚，余故禁服黄柏、知母，恐复伤阳气耳！

阁老李序庵，有门生馈坎离丸，喜而服之。余曰：前丸乃黄柏、知母，恐非所宜服者。《内经》有云：壮火食气，少火生气。今公之肝、肾二脉数而无力，宜滋其化源，不宜泻火伤气也。不信，服将两月，脾气渐弱，发热愈甚，小便涩滞，两拗肿痛，公以为疮毒。余曰：此肝、肾二经亏损，虚火所致耳！当滋补二经为善。遂朝用补中益气汤，夕用六味地黄丸，诸症悉愈。

余见脾胃素弱，肝肾阴虚而发热者，悉服十味固本丸与黄柏、知母之类，反泄真阳，令人无子，可不慎哉！

伤寒发热，是寒邪入卫，与阳气交争而为外热。阳气主外，为寒所伤而失其职，故为热。其脉紧而有力，是外之寒邪伤卫也。治主外。

愚按前症反复变迁，若治失其宜，命在反掌。盖寒邪自表入里，治法虽有三阳之异，然不可拘泥日数，亦有其邪终止于一经，而不传他经者。尝治陈湖一男子，患伤寒，仰卧一月，且耳聋。余意其病尚在少阳，故胁痛不能转侧及耳聋也。与小柴胡汤加山栀，一剂即能转侧。尾闾处内溃皆蛆，耳亦有闻。盖少阳属风木，而风木能生虫也，其在少阳明矣。

伤暑发热，是火邪伤心，元气耗散，而邪热入客于中，故发为热，汗大泄，无气以动，其脉虚迟而无力，是外之热邪伤荣也。治主内。

愚按夏月阳气浮于外，阴气伏于内，法当调补阳气为主，而佐以解暑，此推《内经》舍时从症之良法也。故前症当究其所因而治之，不可泛用香薷饮之类，走散阳气，导损真阴，而益其病也。又有夏间用薄荷煎汤以代茶，殊不知散人之真气，即久用川芎汤，令人暴死之类也。详见后。

病有感，有伤，有中。感者，在皮毛，为轻；伤者，兼肌肉，稍重；中者，属脏腑，最重。寒有感寒、伤寒、中寒；风有感风、伤风、中风；暑有感暑、伤暑、中暑。当分轻重表里，治各不同。又如中湿、中气、中毒，皆云中。中者，中也。谓邪直入于中也，故为重病。

凡治心腹疼痛，但是新病，须问曾何饮食？因何伤感？有无积滞？便与和中消导之药。若日数已多，曾多服过辛温燥热之药，呕吐不纳，胸膈饱闷，口舌干燥，大小便涩，虽则内有郁热，或原有旧病，因感而发，绵延日久，见证如前者，俱用开郁行气、降火润燥之药，如川芎、香附、炒山栀、黄连、姜汁之类，甚者再加芒硝。但治心腹久痛，须于温散药内加苦寒、咸寒之药。温治其标，寒治其本也。

愚按腹痛，若脾胃虚弱，饮食不化，或兼腹中作痛，用六君子汤；若饮食过多，停滞未化，或兼腹痛，用人参养胃汤；若饮食既化，脾胃受伤，或兼腹中作痛，用六君子加当归；若胃中有热，心腹中脘作痛，呕吐，用二陈汤加黄连、山栀；若脾胃虚弱，少食，心腹作痛，用六君子汤。脾胃虚寒，亦用前汤加炮姜。大凡腹满痛，按之不痛为虚，痛者为实，余当临症制宜。

副郎李孟卿，常患腹痛，每治以补中益气加山栀即愈。一日因怒，腹痛，脉弦紧，以前汤吞左金丸三十粒而愈。

一妇人心腹痛，诸药不应。余用炒黑山栀、桔梗治之而愈。

儒者沈尼文，内停饮食，外感风寒，头痛、发热、恶心、腹痛，用人参养胃汤加芎、芷、曲、蘖、香附、桔梗，一剂诸症悉退，次日腹痛甚可畏，喜手按，痛即止。此脾气虚弱，客寒乘之而作，是内虚寒而外假热也。用香砂六君子加木香、炮姜，服之痛减六七，又以前药去二香，一钟而愈。

府庠徐道夫母，胃脘当心痛剧，右寸关俱无，左虽有微而似绝，手足厥冷，病势危笃。察其色，眼胞上下青黯，此脾虚肝木所胜。用参、术、茯苓、陈皮、甘草补其中气，用木香和胃气以行肝气，用吴茱萸散脾胃之寒，止心腹之痛。急与一剂，俟滚先服，煎熟再进，诸病悉愈。

昔人有云，我但卧病，即于胸前不时手写死字，则百般思虑俱息，此心便得安静，胜于服药，此真无上妙方也。盖病而不慎，则死必至。达此理者，必能清心克己，凡百谨慎，而病可获痊。否则虽有良药，无救也。世人遇病而犹恣情任性，以自戕贼者，是固不知畏死者矣。又有一等明知畏死，而怕人知觉，讳而不言，或病已重，而犹强作轻浅态度以欺人者，斯又知畏死而反以取死，尤可笑哉！

愚按心之官则思，而脾则主于思。病者有思，则心火妄动，而五火翕然随之，脾气益伤，诸脏仍病。故书死字以自譬，则百虑息而天君泰然，虽有疾病，勿药自愈矣。故古人谓讳疾忌医，骄恣不论于理之类，为不治之疾，有由然矣。

发 热 论

世间发热，症类伤寒者数种，治各不同，外感、内伤乃大关键。张仲景论伤寒、伤风，此外感也。因风寒之邪感于外，自表入里，故宜发表以解散之，此麻黄、桂枝之义也。以其感于冬春之时，寒冷之月，即时发病，故谓之伤寒，而药用辛热以胜寒。若时非寒冷，则药当有变矣。如春温之月，则当变以辛凉之药。如夏暑之月，则当变以甘苦寒之药。故云冬伤寒不即病，至春变温，至夏变热，而其治法，必因时而有异也。又有一种冬温之病，谓之非其时而有其气，盖冬寒时也，而反病温焉，此天时不正，阳气反泄，用药不可温热。又有一种时行寒疫，却在温暖之时，时行温暖，而寒反为病，此亦天时不正，阴气反逆，用药不可寒凉。又有一种天行温疫热病，多发于春夏之间，沿门阖境相同者，此天地之疠气，当随时令参气运而施治，宜用刘河间辛凉甘苦寒之药，以清热解毒。已上诸症，皆外感天地之邪者。

若夫饮食、劳倦，为内伤元气，此则真阳下陷，内生虚热，故东垣发补中益气之论，用人参、黄耆等甘温之药，大补其气而提其下陷，此用气药以补气之不足者也。又若劳心好色，内伤真阴，阴血既伤，则阳气偏胜而变为火矣，是谓阴虚火旺劳瘵之症，故丹溪发阳有余阴不足之论，用四物加黄柏、知母，补其阴而火自降，此用血药以补血之不足者也。益气补阴，皆内伤症也。一则因阳气之下陷，而补其气以升提之；一则因阳火之上升，而滋其阴以降下之；一升一降，迥然不同矣。

又有夏月伤暑之病，虽属外感，却类内伤，与伤寒大异。盖寒伤形，寒邪客表有余之症，故宜汗之。暑伤气，元气为热所伤而耗散不足之症，故宜补之。东垣所谓清暑益气者是也。又有因时暑热，而过食冷物以伤其内，或过取凉风以伤其外，此则非暑伤人，乃因暑而自致之之病，治宜辛热解表，或辛温理中之药，却与伤寒治法相类者也。凡此数症，外形相似，而实有不同，治法多端而不可或谬。故必审其果为伤寒、伤风及寒疫也，则用仲景法；果为温病及瘟疫也，则用河间法；果为气虚也，则用东垣法；果为阴虚也，则用丹溪法。如是则庶无差误以害人矣。

今人但见发热之证，一皆认作伤寒外感，率用汗药以发其表，汗后不解，又用表药以凉其肌，设是虚证，岂不死哉？间有颇知发热属虚而用补药，则又不知气血之分，或气病而补血，或血病而补气，误人多矣。故外感之与内伤，寒病之与热病，气虚之与血虚，如冰炭相反，治之若差，则轻病必重，重病必死矣，可不畏哉！

凡酒色过度，损伤脾肾真阴，咳嗽吐痰，衄血，吐血，咳血，咯血等症，误服参、芪等甘温之药，则病日增，服之过多则不可治。盖甘温助气，气属阳，阳旺则阴愈消。前项病症，乃阴血虚而阳火旺，宜服苦甘寒之药，以生血降火。世人不识，往往服参、芪以为补，予见服此而死者多矣。

愚按前论治验，见于各类。

补阴丸论

人之一身，阴常不足，阳常有余。况节欲者少，过欲者多。精血既亏，相火必旺，火旺则阴愈消，而劳瘵咳嗽、咯血、吐血等症作矣。故宜常补其阴，使阴与阳齐，则水能制火，而水升火降，斯无病矣。故丹溪先生发明补阴之说，谓专补左尺肾水也。古方滋补药皆兼补右尺相火，不知左尺原虚，右尺原旺。若左右平补，依旧火胜于水，只补其左制其右，庶得水火相平也。右尺相火固不可衰，若果相火衰者，方宜补火。但世之人火旺致病者十居八九，火衰成疾者百无二三，且少年肾水正旺，似不必补，然欲心正炽，妄用太过，至于中年，欲心虽减，然少年斲丧既多，焉得复实？及至老年，天真渐绝，只有孤阳，故补阴之药，自少至老，不可缺也。丹溪先生发明先圣之旨，以正千载之讹，其功盛哉！今立补阴丸方，备加减法于后。

黄蘗去皮，酒拌，炒褐色　知母去皮毛，酒拌，炒，忌铁　败龟板酥炙透，各三两　琐阳酥炙干　枸杞子各二两　熟地黄酒拌蒸，忌铁，五两　五味子一两　白芍药酒炒　天门冬去心，各二两　干姜炒紫色，三钱，寒月加至五钱

上为末，入炼蜜及猪脊髓三条，和药末杵匀，丸桐子大。每服八、九十丸，空心淡盐汤送下，寒月可用温酒下。

愚按前症设若肾经阴精不足，阳无所化，虚火妄动，以致前症者，宜用六味地黄丸补之，使阴旺则阳化。若肾经阳气燥热，阴无以生，虚火内动而致前症者，宜用八味地黄丸补之，使阳旺则阴生。若脾肺虚不能生肾，阴阳俱虚而致前症者，宜用补中益气汤、六味地黄丸培补元气以滋肾水；若因阳络伤，血随气泛行而患诸血症者，宜用四君子加当归，纯补脾气以摄血归经。太仆先生云：大寒而盛，热之不热，是无火也。大热而盛，寒之不寒，是无水也。又云：倏忽往来，时发时止，是无水也。昼见夜伏，夜见昼止，不时而动，是

无火也。当求其属而主之。无火者，宜益火之源，以消阴翳；无水者，宜壮水之主，以镇阳光，不可泥用沉寒之剂。

若有梦遗精滑病者，加牡蛎童便煅、白术各一两，山茱萸肉、椿根白皮炒，各七钱。

若有赤白浊病者，加白术、白茯苓各一两半，山栀仁、黄连炒，各五钱。

愚按前症属足三阴亏损所致，盖肾主闭藏，肝主疏泄。若肝肾虚热者，用四物和柴胡、山栀、山茱萸、山药；脾胃气虚者，用补中益气加山茱、山药；思虑伤脾者，兼用归脾汤加山茱、山药；肝肾亏损者，六味丸；真阳虚败，八味丸；心肾不交，用草薢分清饮；心气虚热者，清心莲子饮。

朱工部素阴虚，劳则遗精、齿痛，用补中益气汤加半夏、茯苓、芍药、山茱、山药治之少愈，更以十全大补加五味、麦门悉愈。

一儒者，患此兼脚跟作痛，口干作渴，大便干燥，午后热甚，用补中益气加芍药、玄参，并加减八味丸而愈。

若脚软弱无力者，加牛膝酒洗，二两，虎胫骨酥炙透，一两，防己酒洗、木瓜各五钱。

愚按前症多因足三阴虚亏损。若脾肾不足而无力者，用还少丹；肝肾虚热而足无力者，用六味丸。如不应，急用八味丸。

大尹徐克明，因饮食失宜，日晡发热，口干，体倦，小便赤涩，两腿酸疼。彼知医，自用四物、黄柏、知母之剂，反头眩，目赤，耳鸣，唇燥，寒热，痰涌，大便热痛，小便赤涩。又用四物、芩、连、枳实之类，胸膈痞满，饮食少思，汗出如水。再用二陈、芩、连、黄柏、知母、麦门、五味，言语谵妄，两手举拂。余谓汗多亡阳，神无所依。用参、芪各五钱，归、术各三钱，远志、茯神、酸枣仁、炙草各一钱，服之熟睡良久，四剂稍安。又用八珍汤调补而愈。

一儒者因累婚，脚腿软痛，面黑，食减，恶寒，足肿，小腹胀痛，上气痰喘。余以为少阴亏损，阳气虚寒之症。用八味丸料煎服，诸症顿除。又服丸剂半载，元气渐充，形体如故。

一妇人发热，口干，月经不调，半载后两腿无力，服祛风散湿之剂，腿益肿痛，体更倦怠，经事不通。余作肝、脾、肾虚寒，用六味、八味二丸兼服，两月诸症渐愈。

若有疝气病者，加苍术盐水炒，一两半，黄连姜汁炒、山栀炒，各六钱，川芎一两，吴茱萸炒、青皮去瓤，各五钱。

愚按疝症专主肝经者多，如运气或在泉寒胜，木气挛缩禁于此经，或司天燥胜，木气抑郁于此经，或忿怒悲哀，忧抑顿挫结于此经，或药淋外固，闭尾缩精壅于此经，其病差别如此。且夫遗溺、闭癃、阴痿、胕痹、精滑、白淫，皆男子之疝也，不可妄归之肾冷。血涸不月，月罢腰膝上热，足躄，嗌干，癃闭，少腹有块，或定或移，前阴突出，后阴痔核，皆女子之疝也。但女子不谓之疝，而为之瘕。若年少而得之，不计男子妇人皆

17

无子。故隐蔽委曲之事，了不干脬、肾、小肠之事，乃足厥阴之症也。窃谓前症若因肝经湿热，当用炒山栀、茯苓、黄柏、泽泻、川芎、当归、吴茱萸、黄连、山楂；若肝肾二经湿热，当用六味地黄丸料加柴胡、山栀；若肝脾二经阴虚湿热，宜补中益气加炒山栀、炒黑黄连、吴茱萸。盖疝名有七，形症所因不同，治法亦异，当详《玉机微义》。

若脾气虚弱，畏寒易泄者，加白术三两，陈皮一两，干姜炒，加至七钱。

愚按前症亦有脾胃虚弱，有脾胃虚寒，有命门火衰者。脾胃虚弱，畏寒易泄者，用六君子加补骨脂、肉豆蔻治之。脾胃虚寒，畏寒易泄者，用六君子、肉果、木香调之。命门火衰不能生脾土者，用八味丸补之。

沈大尹，每五更即泄。余以为肾泄，用五味子散数服而愈。后不慎起居，不节饮食，其泄复作，日夜无度，畏寒，饮食且难消化，肌体日瘦。余曰：乃变火衰之症也。遂与八味丸，泻止，食进。

若眼目昏暗者，加当归酒洗、川芎、菊花各一两，柴胡、黄连酒炒、乌犀角各五钱，蔓荆子、防风各三钱。

愚按目者五脏之华，上荣于目，得气血之精者。若昏暗或有黑花，皆肾经不足也，用滋阴肾气丸。若视物散大，或见非常之状者，皆阴血虚弱也，用滋阴地黄丸。若两目昏暗，四肢倦怠者，乃脾虚五脏之精不能上腾，用东垣益气聪明汤。若两目紧小，羞明畏日，或视物无力，肢体倦怠，或头面麻木者，乃脾肺之气虚不能上行也，用东垣神效黄耆汤；若病后或日晡或灯下不能观物者，乃阳虚下陷阴盛故也，用决明夜光丸，或镇阴升阳汤。

若兼气虚之人，加人参、黄耆蜜炙，各二两。

若左尺既虚，右尺亦微，命门火衰，阳事不举，加黑附子小便浸，炮，去皮，肉桂去皮，各七钱，沉香五钱。

愚按前症果左尺脉虚，宜用六味地黄丸以滋水之源，若右尺脉虚，宜用八味地黄丸以益火之主。

劳瘵

男子二十前后，色欲过度，损伤精血，必生阴虚火动之病，睡中盗汗，午后发热，哈哈咳嗽，倦怠无力，饮食少进，甚则痰涎带血，咯吐出血，或咳血、吐血、衄血，身热，脉沉数，肌肉消瘦，此名劳瘵，最重难治，轻者必用药数十服，重者期以岁年。然必须病人爱命，坚心定志，绝房室，息妄想，戒恼怒，节饮食，以自培其根，否则虽服良药，亦无用也。此病治之于早则易，若到肌肉销铄，沉困着床，沉伏细数，则难为矣。又此病大忌服人参，若曾服过多者亦难治。今制一方于后，治色欲证，先见潮热、盗汗、咳嗽、倦怠，趁早服之。

生地黄酒洗　甘草炙　干姜炮，各五分　川芎　熟地各一钱　白芍药炒，一钱三分　陈皮七分　当归　白术各一钱三分　黄蘖蜜水浸炙，七分　知母蜜水浸拌，炒　天门冬去心皮，各一钱　生姜三片

水煎，空心温服。

愚按前方治火盛阴虚之法也。大抵此症属足三阴亏

损，虚热无火之症，故昼发夜止，夜发昼止，不时而作，当用六味地黄丸为主，以补中益气汤调补脾胃。若脾胃先损者，当以补中益气为主，以六味地黄丸温存肝肾，多有得生者。若误用黄柏、知母之类，则复伤脾胃，饮食日少，诸脏愈虚，元气下陷，腹痞作泻，则不可救矣。

夫衄血、吐血之类，因虚火妄动，血随火而泛行，或阳气虚，不能摄血归经而妄行，其脉弦洪，乃无根之火浮于外也。大抵此症多因四、五、六月，为火土大旺，金水衰涸之际，不行独宿淡味，保养二脏，及十一、二月，火气潜藏，不远帏幕，戕贼真元，故至春末夏初，患头疼、脚软、食少、体热注夏之病。或少有老态，不耐寒暑，不胜劳役，四时迭病。皆因气血方长而劳心亏损，或精血未满而早斲丧，故其见症难以名状。若左尺脉虚弱或细数，是左肾之真阴不足也，用六味丸。右尺脉迟软或沉细而数欲绝，是命门之相火不足也，用八味丸。至于两尺微弱，是阴阳俱虚也，十补丸。此皆滋其化源也。仍参前发热及后咳嗽诸症治法用之。

州同韩用之，色欲过度，烦热作渴，饮水不绝，小便淋沥，大便秘结，唾痰如涌，面目俱赤，满舌生刺，两唇燥裂，遍身发热，或身如芒刺而无定处，两足心如烙，左三部脉洪而无伦。此肾阴虚，阳无所附而发于外。盖大热而甚，寒之不寒，是无水也，当峻补其阴。遂以加减八味丸料一斤，内肉桂用一两，以水顿煎六碗，冰冷与饮，半饷熟睡，至晚又温饮一碗，诸症悉退。翌日畏寒，足冷至膝，诸症仍至，是无火也，当补其阳，急以八味丸四剂，诸症顿退。

举人陈履贤，色欲过度，孟冬发热无时，饮水不绝，痰涎上涌，遗精不止，小便淋沥，或用四物、二陈之类，胸膈不利，饮食少思，大便不实。余朝用四君子汤加熟地、当归；夕用加减八味丸。更以附子唾津调搽涌泉穴渐愈。详见《内科摘要》。

府庠王以道，元气素弱，丙午、丁未二年，以科场岁考积劳致疾，至十二月间，其病盛作，大热，泪出随凝，目赤面黯，扬手露胸，气息沉沉几绝，脉洪大鼓指，按之如无，舌干扪之如刺。此内真寒而外假热也，遂先服十全大补汤。余曰：既服此汤，其脉当收敛为善，少顷熟睡，觉而恶寒增衣，脉顿微细如丝，此虚寒之真象也。余以人参一两，加熟附三钱，水煎顿服而安。夜间脉复脱，余以参二两，熟附五钱，仍愈。后以大剂参、术、归身，炙甘草等药，调理而安。

上药此敬臣所亲试者，虽昏聩中固知必此药然后可治，必立斋然后能识此病。能用此药，因尊信服之，卒致痊愈。向使误投寒凉之剂，能不殆哉！今留余生，皆立翁所赐也。感激之余，因附数语于药案之末，以告世之患者。

一男子吐血，遇劳即作。余以为劳伤肺气，血不归源。与补中益气加麦门、五味、山药、熟地、茯神、远志，服之而愈。

一男子咳嗽吐血，热渴，痰盛，盗汗，遗精。余以为肾水亏损，用地黄丸料加麦门、五味，以壮水而愈。

后因劳怒，忽紫血成块上涌。先用花蕊石以化之，又用独参汤以补之，仍用前药调理遂愈。后每劳则咳嗽有痰，吐血，脾、肺、肾三脉皆洪数，用补中益气加贝母、茯苓、山茱、山药、麦门、五味，与前药间服而愈。

一星士谈命良久，不时吐血一、二口。余谓此劳伤肺气，与补中益气汤加麦门、五味、山药、熟地、茯神、远志，服之而愈。

一童子，年十四岁，发热，吐血。余谓宜补中益气以滋化源。不信，乃用寒凉降火，前症愈甚。或谓曰童子未室，何肾虚之有？参、芪补气，奚为用之？余述丹溪先生云：肾主闭藏，肝主疏泄，二脏俱有相火，而其系上属于心，心为君火，为物所感，则相火翕然而起，虽不交会，而其精亦已暗耗矣。又褚氏《精血篇》云：男子精未满而御女，以通其精，则五脏有不满之处，异日有难状之疾。正此谓也。遂用补中益气汤及地黄丸而痊。

一妇人，素勤苦，冬初咳嗽，吐痰，发热，久而吐血，盗汗，经水两月或三月一至，遍身作痛，或用清热化痰等药，口噤，筋挛。余用加减八味丸及补中益气加麦门、五味、山药治之，年余而痊。

一妇人，年将七十，素有肝脾之症，每作则饮食不进，或胸膈不利，或中脘作痛，或大便作泻，或小便不利。余用逍遥散加山栀、茯神、远志、木香而愈。后因忧思吐紫血成块，每作先倦怠，后烦热，以前药加炒黑黄连三分，吴茱萸二分，顿愈。复因怒，吐多色赤，躁渴垂死。乃用人参一两，白术、白茯苓、当归各三钱，陈皮、炮黑干姜各二钱，炙甘草、木香各一钱，一剂顿止。

若咳嗽盛，加桑白皮、马兜铃、瓜蒌仁各七钱，五味子十粒。

若痰盛，加姜制半夏、贝母、瓜蒌仁各一钱。

愚按前二症肾气虚弱，火盛水涸，津液涌而为痰者，用六味丸。肾经阳气虚惫者，用八味丸；脾肺气虚，不能摄涎归源而痰盛咳嗽者，用六君子汤加桔梗，虚寒者更加炮姜。

若潮热盛，加桑白皮、沙参、地骨皮各七分。

愚按前症若寅、卯、辰时潮热者，肝经燥热也，用六味丸补肾水以生肝血。若午、未时潮热者，心经虚热也，用六味丸壮水之主，以制阳光。申、酉、戌时潮热者，肺经虚热也，用补中益气汤培脾土以生肺金。亥、子、丑时潮热者，肾涸虚热也，用六味丸。兼手足逆冷者，肾经虚败也，用六味丸。大凡潮热、发热、晡热者，五脏齐损也，须用六味丸；气血亏损者，须用十全大补汤。

若梦遗、精滑，加牡蛎、龙骨、山茱萸各七分。

愚按前症若肾气不足，用益志汤、金锁正元丹；肝肾虚热者，用六味丸、加味逍遥散；脾虚热者，用六味丸、补中益气汤。凡此悉属不足之症，宜用十全大补汤，或用萆薢分清饮送八味丸。

若盗汗多，加牡蛎、酸枣仁各七分，浮小麦一撮。

愚按前症若阳气虚弱，汗出不止，肢体倦怠，用芪附汤；上气喘急，盗汗，气短，头晕者，用参附汤；肾气虚弱，盗汗，发热者，用六味丸；若肾气虚乏，盗汗，恶寒者，用八味丸；气血俱虚而盗汗者，用十全大补汤，阳盛阴虚者，当归六黄汤；心肾虚弱者，斑龙丸。

若赤白浊，加白茯苓一钱，黄连三分炒。

愚按前症若脾肺虚热者，用补中益气汤送六味丸；肺肾虚热者，用黄芩清肺饮送六味丸；肝肾虚热者，加味逍遥散送六味丸；劳伤心肾者，清心莲子饮；郁结伤脾者，归脾汤；若郁怒伤肝脾者，加味逍遥散；若心肾虚弱者，小温金散；若思虑伤心肾者，茯菟丸。梦遗、精滑、赤白二浊，治法当互参用之。

一男子，年逾二十，早于斲丧，梦遗精滑，睡中盗汗，唾痰见血，足热痿软，服黄柏、知母之类。余曰：此阳虚而阴弱也，当滋其化源。不信，恪服之，前症益甚，其头渐大，囟门渐开，视物皆大，吐痰叫喊。余以如法调补，诸症渐退，头囟渐敛而安。

若兼衄血、咳血，出于肺也，加桑白皮一钱，黄芩、山栀各五分，炒。

若兼嗽血、痰血，出于脾也，加桑白皮、贝母、黄连、瓜蒌仁各七分。

若兼呕吐血，出于胃也，加山栀、黄连、干姜、蒲黄炒各一钱，韭汁半盏，姜汁少许。

若兼咯唾血，出于肾也，加桔梗、玄参、侧柏叶炒各一钱。

愚按前方惟上古之人形病俱实者宜用之，今之患者，多属形病俱虚，治者当求其属而主之。若前症郁热伤肺而衄血者，用黄耆益气汤；肺气虚热不能摄血而衄者，用四君子加芎、归、五味子；郁结伤脾而嗽吐血者，用归脾汤；胃经有热而嗽吐血者，用犀角地黄汤；胃气弱而嗽吐血者，用四君子加芎、归、升麻；肾经虚热阴火内动而咯吐血，用六味丸、补中益气汤；怒动肝火而见血者，用加味逍遥散；肾涸肝火动而见血者，用六味丸。虽曰血得热而错经妄行，亦有卫气虚不能统摄荣血而为妄行者，不可不察。已上诸症，皆属足三阴亏损，虚火内动所作，非外因所致，皆宜六味丸、补中益气汤，滋其化源，是治本也。其因甚多，不能枚举，治者当临症而制宜，庶无误矣。

若先见血证，或吐衄盛大者，宜先治血。治法：轻少者，凉血止血；盛大者，先消瘀血，次止血凉血。盖血来多，必有瘀于胸膈，不先消化之，则止之凉之不应也。葛可久《十药神书》方可次第检用。方内惟独参汤，止可用于大吐血后，昏倦，脉微细，气虚者。气虽虚而复有火，可加天门冬五钱。若如前所云阴虚火动，潮热，盗汗，咳嗽，脉数，不可用。

愚按刘宗厚先生云：荣者水谷之精也，和调于五脏，洒陈于六腑，乃能入于脉也。源源而来，生化于脾，总统于心，藏受于肝，宣布于肺，施泄于肾，灌溉一身，是以出入升降濡润宣通者，由此使然也。故《经》云：气主嘘之，血主濡之。又云：肺朝百脉之气，肝统诸经之血。气血为人身之橐籥也。观此多因饮食、起居、六淫、七情失宜，亏损元气，以致诸经失职，不能司摄。法当调补脾肺之气，使血各归其源，诸病自愈矣。若潮热、咳嗽而脉数者，元气虚弱，假热之脉也，尤当用甘温调补脾胃为善。

若病属火，大便多燥，然须节调饮食，勿令泄泻。若胃气复坏，泄泻稀溏，则前项寒凉之药难用矣。急宜调理脾胃，用白术、茯苓、陈皮、半夏、神曲、麦芽、甘草等药。俟胃气复，然后用前本病药收功，保后可合补阴丸常服之，及用葛可久方。

愚按《内经》云：肾开窍于二阴，大小便也。若肾经津涸者，用六味丸；脾肺气虚者，补中益气汤；脾经郁结者，加味归脾汤；气血虚者，八珍汤；若发热作渴饮冷，用竹叶黄耆汤；若膏粱厚味积热者，加味清胃散。

一儒者，大便素结，服搜风顺气丸后，胸膈不利，饮食善消，面戴阳色，左关尺脉洪大而虚。余曰：此属足三阴虚症也。彼不信，乃服润肠丸，大便不实，肢体倦怠。余以补中益气、六味地黄，月余而验，年许而安。

一儒者，怀抱郁结，发热作渴，胸膈不利，饮食少思，服清热、化痰、行气等剂，前症益甚，肢体倦怠，心脾二脉涩滞。余用加味归脾汤，饮食渐进，诸症渐退，但大便尚涩，两颧赤色，用八珍汤加苁蓉、麦门、五味，至三十余剂，大便自润。

一男子，所患同前，不信余言，服大黄等药，泄泻便血，遍身黑黯，复求治。余视之曰：此阴阳二络俱伤也。《经》曰：阳络伤则血外溢，阴络伤则血内溢。内外俱伤，其死奚待？辞不治，后果然。

一儒者，口干发热，小便频浊，大便秘结，盗汗，梦遗，遂致废寝，用当归六黄汤二剂，盗汗顿止，用六味地黄丸，二便调和，用十全大补汤及前丸兼服，月余诸症悉愈。

枳术丸论

人之一身，脾胃为主。胃阳主气，脾阴主血，胃司受纳，脾司运化，一纳一运，化生精气，津液上升，糟粕下降，斯无病矣。人惟饮食不节，起居不时，损伤脾胃。胃损则不能纳，脾损则不能化，脾胃俱损，纳化皆难，元气斯弱，百邪易侵，而饱闷、痞积、关格、吐逆、腹痛、泄痢等症作矣。况人与饮食，岂能一一节调，一或有伤，脾胃便损，饮食减常，元气渐惫矣。故洁古制枳术之丸，东垣发脾胃之论，使人常以调理脾胃为主，后人称为医中王道，厥有旨哉！近世论治脾胃者，不分阴阳气血，而率皆理胃所用之药，又皆辛温燥热助火消阴之剂，遂致胃火益旺，脾阴愈伤，清纯中和之气，变为燥热，胃脘干枯，大肠燥结，脾脏渐绝，而死期迫矣。殊不知脾胃属土属湿，位居长夏，故湿热之病十居八九，况土旺四季，寒热温凉各随其时，岂可偏用辛热之剂哉！今举枳术丸方，立加减法于后。

白术二两　枳实一两，麸炒

上为细末，荷叶包饭烧，取出，杵烂和药，杵匀，丸绿豆大。每服五、六十丸，清米汤下。此法一补一消，取饮食缓化，不令有伤。东垣加陈皮一两，名枳术橘丸，治老幼元气衰弱，饮食少进，久服令人多食而不伤。

愚按《经》云：脾为消化之器，薰蒸腐熟五谷者也。若饮食自倍，肠胃乃伤，则不能运化其精微，故嗳气、吞酸、胀满、痞闷之症作矣。故用此丸消之，实非专主补养。若脾胃虚弱者，宜用四君子汤；脾胃虚寒者，宜用四君子加炮姜；命门火衰者，用八味丸。

廷评张汝翰，饮食难化，服枳术丸，体瘦，发热，脉浮大。余以为命门火衰，而脾胃虚寒，用八味丸，不月而饮食进，三月而形体充。

工部陈禅亭患前症，服消导之药益甚。余曰：此火衰而不能生土，故脾病也。当益火则土自实而脾安矣。不悟，仍服前药，后遂殁。

若元气素弱，饮食难化，食多即腹内不和，疼痛，泄泻，此虚寒也，加人参、白芍药酒炒、神曲炒、大麦芽炒，杵，去皮，一两。

愚按前方乃饮食所伤之治法也。东垣先生云：亦有六淫而致泻者，有七情而致泻者，又有饮食所伤而致泻者，有因胃气下流而致泄者，有因风而成飧泄者，有因痰积于上焦，以致大肠不固而泄者，有因脾胃气虚而泄者。治法：外淫所伤，当调六气；七情所伤，当平五脏；饮食所伤，当消停滞；胃气下流，当升举之；因风而成，当解散之；痰积于上焦，当去其痰，而不治其泄；脾胃气虚者，当补益之。

丹溪先生谓：饮食毕而肠鸣、腹痛、泻尽食物者，脾虚食泻，用理中汤加炮姜；攻刺腹痛，洞下水谷，名寒泻，用理中汤送大戊己丸。寒甚者，附子桂香丸。恶食者，八物汤。粪色青黄，肛门痛，烦躁作渴，小便不利者，名热泻，用五苓散、香连丸。泻而恶食，而气噫腐臭者，名食泻，治中汤加砂仁，或送感应丸。

金宪高如斋，饮食难化，腹痛，泄泻，用六君子加砂仁、木香治之而瘥。后复作，完谷不化，腹痛，头疼，体重困倦。余以为脾虚受湿，用芍药防风汤而愈。

太仆杨举元，先为饮食停滞，小腹重坠，用六君子加升麻、柴胡渐愈。后饮食难化，大便不实，里急后重，数至圊而不得，用升阳除湿防风汤而瘥。后心腹作痛，饮食不甘，用和中丸倍加益智仁而寻愈。

光禄杨立之，元气素弱，饮食难化，泄泻不已，小便短少，洒淅恶寒，体重节痛。余以为脾肺虚，用升阳益胃汤而瘥。大凡泄泻，服分利调补等剂不应者，此肝木郁于脾土，必用升阳益胃之剂，庶能保生。其五脏胜负所致者，见第二卷泄泻各条下。

若素有痰火，胸膈郁塞，咽酸噫气，及素有吞酸吐酸之症，或有酒积，泄泻结痛，此皆湿热也，加黄连姜汁炒、白芍药酒炒、陈皮各一两，石膏、生甘草各五钱，缩砂、木香各一钱，川芎四钱。

愚按前症吐酸吞酸，大略不同。吐酸者，湿中生热；吞酸者，虚热内郁，皆属脾胃虚寒，中传末症。故《内经》以为火者，指其病形而言也。东垣以为胃寒者，指其病本而言也。凡患此者，先当辨其吞吐，而治以固本元为主。若服寒凉，复伤胃气，则实实虚虚者矣。复审其脾气虚而饮食不能输化，浊气不能下降者，须用六君子汤补养脾胃为主，少佐越鞠丸以清中。故东垣先生云：邪热不杀谷。若误认为实热，而妄用寒凉，必变败症。

若伤食饱闷痞塞不消，加神曲、麦芽、山楂各一两；有食积痞块在腹者，再加黄连、厚朴俱姜制，各五钱；积坚者，再加蓬术醋煮、昆布各三钱。

愚按前症若脾胃素实，止因倍食暴伤而患者，宜用前药，否则慎用也。东垣云：脾胃之气壮，则多食而不伤，过时而不饥。前症若因脾气虚弱，不能腐化者，宜培补之。若脾胃虚寒者，宜温养之；若命门火衰者，宜温补之。大凡食积痞块症为有形，所谓邪气胜则实，真气夺则虚，惟当养正则邪积自除矣。虽云坚者削之，客者除之，若胃气未虚，元气尚实，乃可用也。或病久虚羸，或元气素弱者，亦当固本为主，而佐用前法，不然反致痞满不食，而益其病矣。然古人立法，皆备其常也，而为按图索骥可乎？学者推此而用，其庶几乎！

若伤冷食不消，腹痛，溏泄，加半夏姜制，一两，缩砂、干姜、神曲各炒、大麦芽各五钱。

愚按前症若伤性热之物者，用二陈加黄连、山楂；伤湿面之物者，用二陈加神曲、麦芽；伤米食者，用六君加谷蘖；伤面食者，用六君加麦蘖，伤肉食者，用六君加山楂；伤鱼腥者，用六君倍加陈皮；伤角黍炊饭者，用六君倍加酒曲。若物已消而泻未愈者，此脾胃受伤也，宜用六君子汤；若饮食减少，或食而难化者，属脾胃虚寒也，加炮姜、木香、肉果。不应加五味、吴茱、骨脂。脾肾虚寒者，须服八味丸，否则多患脾虚中满之症。其神曲、麦芽，虽助戊土以腐熟水谷，麦芽一味，余尝以治妇人丧子，乳房胀痛欲成痈者，用一、二两炒熟，煎服即消，其破血散气可知矣。丹溪云：麦芽消肾。《妇人良方》云：神曲善下胎，皆克伐之功多而补益之功少，亦不宜轻用。

唐仪部胸内作痛月余，腹亦痛，左关弦长，右关弦紧，面色黄中见青。此脾胃虚弱，肝邪所乘，以补中益气汤加半夏、木香，二剂而愈。又用六君子汤，二剂而安。

李仪部常患腹痛，余以补中益气汤加山栀即愈。一日因怒，肚腹作痛，胸胁作胀，呕吐不食。肝脉弦紧，面色青黄。此肝乘脾也，仍用补中益气吞左金丸，一服即愈。

若人性多气恼，夹气伤食，气滞不通，加川芎、香附炒，各七钱，木香、黄连姜炒，各五钱。

愚按前症若因中气虚弱，不能运行者，宜用六君子加山栀、木香。如不应，送保和丸。

太守朱阳山，因怒腹痛作泻，或两胁作胀，或胸乳作痛，或寒热往来，或小便不利，或饮食不入，呕吐痰涎，神思不清。此肝木乘脾土，用小柴胡加山栀、炮姜、茯苓、陈皮、制黄连，一剂即愈。制黄连，即黄连、吴茱萸等分，用熟水拌湿，罨二、三日，同炒焦，取黄连。后仿此。

阳山之内，素善怒，胸膈不利，吐痰甚多，吞酸嗳腐，饮食少思，手足发热，所服非苓、连、枳实，必槟、苏、厚朴。左关弦洪，右关弦数。余以为肝火血燥，木乘土位也。朝用六味地黄丸，以滋养肝木，夕用六君子加当归、芍药，以调补脾土，不月而愈。后因恚怒，前疾复作，或用二陈加石膏，服之吐涎如涌，外热如灼，脉洪大按之如无。余曰：脾主涎，乃脾损发热而涎泛溢也。用六君子加姜、桂，一服即睡觉，而诸症顿失，又数剂而康。若服理气化痰等药，必变腹胀、喘促、腿浮膝肿、淋沥等症，急用济生加减肾气丸救之，多有得生者。详见各方。

若胸膈不利，过服辛香燥热之药，以致上焦受伤，胃脘干燥，呕吐，噎膈，反胃，加黄连姜炒、山栀仁炒各五钱，白芍药、当归各一两，桔梗、生甘草、石膏各三钱。

胸膈顽痰胶结，及大便燥秘，再加芒硝五钱。

愚按王安道先生曰：内膈呕逆，食不得入，是有火也。若病而吐，食入反出，是无火也。治法：若脾胃气虚而胸膈不利者，用六君子汤，壮脾土生元气。若辛热之剂而呕吐噎膈者，用四君子加芍、归，益脾土以抑阴火；胃火内格而饮食不入者，用六君子加芩、连，清热养胃；若病呕吐，食入而反出者，用六君子加木香、炮姜温中补脾；若服耗气之剂，血无所生，而大便燥结者，用四君子加芍、归，补脾生血；若火逆冲上，食不得入者，用四君子加山栀、黄连，清热养血；若痰饮阻滞而食不得入者，用六君子加木香、山栀，补脾化痰；若脾胃虚寒，饮食不入或入而不化者，用六君子加木香、炮姜，温补脾胃。更非慎房劳，节厚味、调饮食者，不治。年高无血者，亦不治。

一男子，食少胸满，手足逆冷，饮食畏寒，发热，吐痰，时欲作呕。自用清气化痰之剂，胸腹愈胀，呼吸不利，吐痰，呕食，小便淋漓，又用五苓散之类，小便不利，诸病益甚。余曰：此脾土虚寒无火之症，故食入不消而反出，非气膈所致。遂用八味丸、补中益气，加半夏、茯苓、姜、桂，旬日乃愈。

秀才杨君爵，年将五十，胸痞，少食，吐痰，体倦，肌肉消瘦。所服方药，皆耗气、破血、化痰、降火。余曰：此气郁所伤，阳气不能升越，属脾经血虚之症，当用归脾汤解郁结、生脾血，用补中益气壮脾气、生发诸经，否则必为中满气膈之患。不信，仍服前药，后果患前症而殁。

若素有痰火者，加半夏姜炒、橘红、白茯苓各一两，黄芩炒、黄连姜炒，各五钱。

愚按前症亦有因脾气不足者，有因脾气郁滞者，有因脾肺之气亏损者，有因肾阴虚不能摄水泛而似痰者，有因脾气虚不能摄涎上溢而似痰者，有因热而生痰者，有因痰而生热者，有因风寒暑湿而得者，有因惊而得者，有因气而得者，有因酒而得者，有因食积而得者，有脾虚不能运化而生者，有胸中痰郁而似鬼附者，各审其源而治之。

若人能食好食，但食后反饱难化，此胃火旺脾阴虚也，加白芍药酒炒，一两五钱，人参七钱，石膏火煅，一两，生甘草五钱，黄连炒、香附炒、木香各四钱。

愚按东垣先生云：胃中元气盛，则能食而不伤，过时而不饥。脾胃俱旺，则能食而肥。脾胃俱虚，不能食而瘦。或少食而肥，虽肥而四肢不举。又有善食而瘦者，胃中火邪于气分，则能食而肉削。今能食而难化者，脾气虚弱，不能腐化水谷，故前药不应。或热渴呕吐，或腹胀泄泻等症者，乃是脾胃复伤，急用六君子加芍药、木香、炮姜补之。亦有属脾气郁结者，当解郁健脾。若用清凉降火，以致中气虚痞而不食，或食而食反出，又以为膈噎，用行气化痰者，必不能疗也。

若年高人脾虚血燥，易饥易饱，大便燥难，用白芍药、当归各一两，人参七钱，升麻、甘草炙，各四钱。山楂、大麦芽、桃仁去皮尖，另研，各五钱。此老人常服药也。

愚按前症属形气、病气俱不足，脾胃虚弱，津血枯涸，而大便难耳！法当滋补化源。又有脾约症，成无己云：胃强脾弱，约束津液不得四布，但输膀胱，小便数而大便难者是也，宜用脾约丸。阴血枯槁，内火燔灼，肺金受邪，土受木克，脾肺失传，大便秘而小便数者，宜用润肠丸。病气有余之治法也。《经》云：脾为至阴己土而主阴。然老弱之人，当补中益气以生阴血。

职方陈莪斋，年逾六旬，先因大便不通，服内疏等剂后，饮食少思，胸腹作胀，两胁作痛，形体倦怠，两尺浮大，左关短涩，右关弦涩，时五月。此乃命门火衰，不能生脾土，而肺金又克肝木，决其金旺之际不起，后果然。

一老妇，痰喘内热，大便不通，两月不寐。此肝、肺、肾亏损。朝用六味丸，夕用逍遥散，各三十余剂。计所进饮食百余碗，腹始痞闷，乃以猪胆汁导而通之，用十全大补汤调理而安。若间断前药，饮食不进，诸症复作。

化痰丸论

痰者，病名也。人之一身，气血清顺，则津液流通，何痰之有？惟夫气血浊逆，则津液不清，薰蒸成聚而变为痰焉。痰之本水也，原于肾；痰之动，湿也，主于脾。古人用二陈汤为治痰通用者，所以实脾燥湿治其标也。然以之而治湿痰、寒痰、痰饮、痰涎则固是矣，若夫痰因火上，肺气不清，咳嗽时作，及老痰、郁痰结成粘块，凝滞喉间，吐咯难出，此等之痰，皆因火邪炎上，薰于上焦，肺气被郁，故其津液之随气而升者，为火薰蒸凝浊郁结而成，岁月积久，根深蒂固，故名老、名郁，而其原则火邪也。病在上焦心肺之分，咽喉之间，非中焦脾胃湿痰、冷痰、痰饮、痰涎之比。故汤药难治，亦非半夏、茯苓、苍术、枳壳、南星等药所能治也。惟在开其郁，降其火，清润肺金，而消凝结之痰，缓以治之，庶可效耳！今制一方于后。

天门冬去心　黄芩酒炒　海粉　橘红各一两　桔梗连翘　香附杵碎，淡盐水浸，炒，各五钱　青黛另研　芒硝另研，各三钱　瓜蒌仁取肉，另研，一两

上为细末，炼蜜入姜汁少许，和药杵极匀，丸小龙眼大，噙化一丸，或嚼烂，清汤细咽之。或丸如黍米大，淡姜汤送下五、六十丸。

愚按前方味属甘苦咸寒之剂，虽能软坚、开郁、化痰、降火，而不无损胃之祸乎！若脾土太过，气滞郁热

而生痰者，用之得宜。若脾土不及，气瘴虚热而生痰者，用之必致中满吞酸、肚腹肿胀、小便不利而殁。治者审之！

一男子素不善调摄，唾痰，口干，饮食不美。服化痰行气之剂，胸满腹膨，痰涎愈盛；服导痰理脾之剂，肚腹膨胀，二便不利；服分气利水之剂，腹大胁痛，睡卧不得；服破血消导之剂，两足皆肿，两关脉浮大，不及于寸口。余以脾土虚而生痰，朝用金匮加减肾气丸，夕用补中益气汤煎送前丸，月余诸症渐退，饮食渐进。再用八味丸、补中益气汤，月余乃能转侧，又两月而能步履。却服十全大补汤、还少丹，又半载而康。后稍失调理，其腹仍胀，随服前药即愈。

一武职，形体魁梧，素不围炉，不喜热食，行则喘促。自谓气实老痰，服碑记丸攻伐之。诊其脉洪数，重按全无。余谓命门火衰，脾肺虚寒，与八味丸一服，痰喘稍止，数服全止，遂能亲火，喜热饮食。盖碑记丸出自西域，况方外人所制者。《经》云：西域水土刚强，其民不衣而褐荐，其民华色而脂肥，故邪不能伤其形体，其病生于内，其治宜毒药。由此观之，恐不可概用也。

太仓陆中舍，以肾虚不能摄水，肚腹胀大，用此丸未数服而殁于京。今之专门治蛊者，即此方也。又名黑丸子，用之无不速亡。

机房蔡一，素不慎起居，患症同前，更加手足逆冷，恶寒饮食。余用补中益气汤加附子一钱，先回其阳，至数剂诸症渐愈。余因他往，或用峻厉之剂，下鲜血甚多，亦致不起。

若此等老痰，饮酒之人多有之。酒气上升为火，肺与胃脘皆受火邪，故郁结而成。此方用天麦冬、黄芩泄肺火也，海粉、芒硝咸以软坚也，瓜蒌仁润肺清痰，香附米开郁降气，连翘开结降火，青黛降郁火，故皆不用香燥之剂。

愚按前症若饮食少思，或胸膈不利者，此中气虚弱也，宜用补中益气汤为主。中气既健，其痰自运化。若肾气亏损，津液难降，败浊为痰者，乃真脏之症，宜用六味地黄丸为主。肾气既壮，津液清化，而何痰之有哉！亦有因脾胃亏损，中焦气虚，不能运化而为痰者；亦有因峻厉过度，脾气愈虚，不能运化，津液凝滞而为痰者。凡此皆当健脾胃为主。

备 用 要 方

若夏月伤暑，发热，汗大泄，无气力，脉虚细而迟。此暑伤元气也，服后方。

人参　黄耆蜜炙　麦门冬去心　白芍药　陈皮　茯苓各一钱　黄连炒　甘草炙各五分　黄柏三分　白术一钱五分　香薷　知母各七分

上姜、水煎，食前温服。

愚按东垣先生曰：暑热之时，无病之人，或避暑热，纳凉于深堂大厦得之者，名曰中暑。其病必头痛恶寒，身形拘急，肢节疼痛，烦热无汗，为房室阴寒之气所遏，名曰中暍，以大顺散热药主之。若行人或农夫于日中得之者，名曰劳役中热。其病必苦头痛，躁热，恶热，肌热，大渴，汗泄，懒动，为天热外伤肺气，以苍术白虎汤凉剂主之。若人元气不足，用前药不应，宜补中益气汤主之。大抵夏月阳气浮于外，阴气伏于内，若人饮食劳倦内伤中气，或酷暑劳役，外伤阳气者，多患之。法当调补元气为主，而佐以解暑。若中暍者，乃阴寒之症，法当补阳气为主，少佐以解暑。故先哲多用姜、桂、附子之类，此推《内经》舍时从症之良法也。今患暑症殁，而手足指甲或肢体青黯，此皆不究其因，不温补其内，而泛用香薷饮之类所误也。夫香薷饮乃散阳气导真阴之剂也，须审有是症而服，亦何患哉？若人元气素虚，或犯劳过度而饮之者，适所以招暑患病也。其暑热伤元气而类风症者，见第四卷首治验。

若夏秋暑热，因过用冷物茶水伤其内，又过取凉风伤其外，以致恶寒发热，胸膈饱闷，或饮食不进，或兼呕吐、泄泻，此内外俱伤寒冷也。

人参　干姜炒紫色　厚朴姜水炒　陈皮　羌活　枳实　白茯苓各一钱　白术一钱五分　甘草炙，五分

上姜、水煎，食前温服。

愚按前症如未应，宜用藿香正气散。若内外已解，寒热未退，或饮食未进，宜用六君子汤。《保命集》云：霍乱属阳明症，宜用和中、平胃、建中，或四君子汤辈。脉浮自汗，四君子加桂枝主之。脉浮无汗，四君子加麻黄。吐利转筋，胁下痛，脉弦者，木克土也，用平胃散加木瓜，或建中加柴胡、木瓜。吐利转筋，腹中痛，体重，脉沉而细者，四君子加白芍药、良姜。吐利而四肢拘急，脉沉而迟，属少阴，四君子加姜、附、厚

朴。吐利而四肢厥冷，脉微缓，属厥阴，建中加归、附。吐利头痛而身热。多欲饮水者，五苓散；寒多不欲饮水者，理中丸主之。《元戎》云：太阴症霍乱者，理中加橘红；吐下腹痛，手足逆冷，理中加熟附；吐利后转筋者，理中加火煅石膏一两。

进士刘华甫，夏月食生冷果品患前症。余用附子理中汤，一服顿安。

上舍徐民则，夏月入房及食冰果面食而患腹痛。余曰：此阴寒之症也，须用附子理中汤以回阳。不信，别用二陈、枳实、黄连、香薷饮之类而死。

若夏暑在途中，常服以壮元气，清热驱暑，服之免中暑、霍乱、泄泻、痢疾等症。

人参一钱二分　白术一钱五分　五味子十粒，杵碎
麦门冬去心　白芍药炒　白茯苓各一钱　知母炒　陈皮
香薷各七分　黄芩炒，三分　甘草炙，五分

上姜、水煎，食前温服。

愚按前症若人元气虚弱，宜用补中益气去柴胡、升麻，加麦门、五味，或少加炒黑黄柏，人参养气汤亦可用。

一儒者，季夏患泄泻，腹中作痛，饮食无味，肢体倦怠。余用补中益气汤、八味地黄丸，月余而痊。后彼云：每秋间必患痢，今则无恙何也？余曰：此闭藏之月，不远帏幕，妄泄真阳而然。前药善能补真火，火能生土，脾气生旺而免患也。

若遇劳倦辛苦用力过多，即服后方一、二服，免生内伤发热之病。此方主于补气。

黄耆二钱半，蜜炙　人参　麦门冬去心　陈皮各一钱
白术　炙草　五味各五分

上姜、枣、水煎，食前温服。劳倦甚，加熟附子
四、五分。

愚按前论开世俗之曚瞆，济无穷之夭枉。内附子若
素畏寒饮食者，尤宜用；若素喜寒饮食者，以肉桂或炮
姜代之亦可，但世所鲜用耳！

一妇人因劳役，发热，倦怠，唾痰，欲呕，或以为
火症，用清热化痰等药，反大便不实，无气以动。余以
寒凉复伤中气，形病俱虚，用前方加附子治之而瘥。后
复劳，经水数日不止，众以为附子之热所致，用四物、
芩、连、槐花之类，凉而止之。前症愈甚，更加胸膈痞
满，饮食日少。余仍用前方，去门冬，更加茯苓、半
夏、炮姜，数剂渐愈，又用当归芍药汤而经止。但四肢
逆冷，饮食难化，不时大热，此命门真火衰，脾土虚寒
之假热也。用八味丸半载而瘥，又服六味丸，三载而生
子。

卷之二

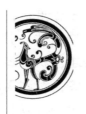

泄　泻

　　泄本属湿，然多因饮食不节，致伤脾胃而作。须看时令，分寒热、新久而施治。治法：补脾、消食、利小便。亦有升提下陷之气，用风药以胜湿；亦有久泄肠胃虚滑不禁者，宜收涩之。

　　主方

　　白术二钱　白茯苓　白芍药炒，各一钱五分。以上三味乃泄泻必用者　陈皮一钱　甘草炙，五分

　　若伤食泻黄，或食积，加神曲、麦芽、山楂各一钱，黄连炒，七分。

　　若腹中窄狭，再加厚朴、枳实以消停滞。

　　愚按前症若饮食已消而泄泻未止，此脾胃之气伤也，宜用五味异功散；若泄泻而腹中重坠，此脾胃之气下陷也，宜用补中益气汤；若服克滞之剂而腹中窄狭，此脾气虚痞也，宜用六君子汤；若胁胀少食，善怒，泻青，此脾虚肝所乘也，宜六君子加柴胡、升麻、木香；若少食体倦，善噫，泄黄，此脾虚色陷也，宜用六君子加升麻、柴胡。大凡诸症若脾脉弦长者，肝木乘脾土也，当补脾平肝；若脾脉沉弦者，寒水侮脾土也，当温

中补肾。夫黄连、枳实虽消停滞、开痞闷，若人脾胃充实，暴患实痞，宜暂用之；若人屡患屡服，或脾胃虚痞者而用之，则脾胃反伤而诸症蜂起矣。故东垣先生云：脾胃实者，用黄连、枳实泻之；虚者，用白术、陈皮补之。须分病之虚实、人之南北而治之。后仿此。

若小便赤涩短少，加猪苓、泽泻各一钱，以分利之。夏月加茵陈七分，山栀仁炒，四分。

愚按前症若津液偏渗于大肠，大便泻而小便少者，宜用此药分利；若阴阳已分而小便短少者，此脾肺气虚而不能生水也，宜用补中益气汤加麦门、五味；阴火上炎而小便赤少者，此肺气受伤而不能生水也，用六味地黄丸加麦门、五味；肾经阴虚，阳无所生，而小便短少者，用滋肾丸、肾气丸；肾经阳虚，阴无所化，而小便短少者，用益气汤、六味丸。若误用渗泄分利，复伤阳气，阴无所生，而小便不利，或目睛凸出，腹胀如鼓，或腿膝肿硬，或皮肤断裂者，先用滋肾丸、益气汤。每见元气虚而复用泽泻、猪苓之类，因损真阴，以致前症益甚者，急投金匮加减肾气丸，多有复生者。若反服牵牛、大黄峻剂而通之，是速其危也。

若口渴引饮，加干姜一钱五分，人参、麦门冬各一钱，升麻四分，乌梅肉五个。

愚按前症若胃气伤而内亡津液者，用七味白术散；胃气弱而津液少者，用补中益气汤，气血俱虚而津液少者，用十全大补汤；肾虚津液短少者，用六味地黄丸；肾水不足而虚火上炎者，用加减八味丸。若肾水不足之人患泄泻，或服分利之剂过多而患口渴者，若不用前药以固其本源，则肺肾复伤，多变小便不利、肚腹水肿等危症矣。

宪副屠九峰，先泻而口渴，尺脉数而无力，恪用解酒毒、利小便之剂，不应。余曰：此肾阴亏损，虚火炽盛，宜急壮水之主，不然必发疽而不能收敛也。不信，别服降火化痰之剂，果患疽而殁。

若夏秋之间湿热大行，暴注水泻，加黄连、苍术、泽泻各一钱，升麻、木通各五分。发热作渴，加干姜、石膏各一钱。黄疸小便赤，加茵陈一钱，山栀、木通各五分。

愚按东垣云：若值秋燥行令，湿热少退，体重节痛，口舌干燥，饮食无味，二便不调，不欲饮食，或食不化，兼洒渐恶寒，凄惨面恶，此肺之脾胃虚而阳气不伸也，用升阳益胃汤治之。前症若湿热内作，脾胃不能通调而致者，宜用此药分利之。湿热已去，脾胃虚弱而致者，宜用六君子、当归调补之。湿热已去，脾气下陷而致者，宜用补中益气汤升举之。其黄疸若小便不利，四肢沉重，渴不欲饮，此湿胜于热，用大茵陈汤。大便自利，茵陈栀子黄连汤。若往来寒热，身黄者，宜用小柴胡加栀子。若因劳伤形体，饮食失节，而身黄者，用小半夏汤。盖黄疸为内伤不足之症，宜调补脾胃元气为主，若妄用驱逐，复伤元气，多致不起。

若久泻脾胃虚弱，饮食难化，加黄耆炙、人参各一钱，神曲、麦芽各一钱二分，木香煨、干姜炙，各五分。

愚按前症或作呕，或饮食少思，属脾胃虚弱，用四君子加半夏、木香。或兼作呕，或腹作痛，属脾胃虚寒，用六君子加炮姜、木香。若麦芽，善损肾；神曲，善化胎消肾，不宜轻用。大抵此症多由泛用消食利水之剂，损其真阴，元气不能自主持，遂成久泄。若非补中益气汤、四神丸滋其本源，后必胸痞腹胀、小便淋沥，多致不起。

若久泻，肠胃虚滑不禁，加肉豆蔻、诃子皮、赤石脂各一钱，木香煨、干姜炙，各五分。

愚按东垣先生云：中焦气弱，脾胃受寒冷，大便滑泻，腹中雷鸣，或因误下，未传寒中，复遇时寒，四肢厥逆，心胃绞痛，冷汗不止，此肾之脾胃虚也，用沉香温胃丸治之。窃谓前症若脾胃虚寒下陷者，用补中益气汤加木香、肉豆蔻、补骨脂；若脾气虚寒不禁者，用六君子汤加炮姜、肉桂；命门火衰而脾土虚寒者，用八味丸；若脾肾气血俱虚者，用十全大补汤送四神丸；若大便滑利，小便闭涩，或肢体渐肿，喘嗽唾痰，为脾肾气血俱虚，宜用十全大补汤送四神丸；若大便滑利，小便闭涩，或肢体渐肿，喘嗽唾痰，为脾肾亏损，宜用金匮加减肾气丸。

若饮酒便泄，此酒积热泻也，加黄连炒、茵陈、干姜各一钱，木香五分。

愚按前症若酒湿未散，脾气未虚，宜用此药分利湿热。若湿热已去，中气被伤，宜用六君子调补中气。若误服克伐分利之剂，胸膈渐满，小便短少，或腿足与腹渐肿者，急用加减金匮肾气丸调补脾胃，多有生者。夫酒性大热，乃无形之物，无形元气受伤，当用葛花解酲汤分消其湿，往往反服大热酒癥丸，重泻有形阴血，使阳毒大旺，元气消亡，折人长命。《金匮要略》云：酒疸下之，久而为黑疸。每见善饮服酒癥丸者，多患疸症，不悟其因，反服分利化痰，以致变症而殁者多矣。详见《奇效方》。

秀水卜封君，善饮，腹痛，便泄，服分利化痰等剂，不应。其脉滑数，皮肤错甲。余谓此酒毒致肠痈而溃败也，辞不治。不信，仍服前剂，果便脓而殁。

光禄柴黼庵，善饮，泄泻，腹胀，吐痰，作呕，口干。余谓脾胃气虚，先用六君子加神曲，痰呕已止，再用补中益气加茯苓、半夏，泻胀亦愈。

旧僚钱可久，素善饮，面赤，痰盛，大便不实。余以为肠胃湿痰壅滞，用二陈、芩、连、山栀、枳实、干葛、泽泻、升麻一剂，吐痰甚多，大便始实。此后日以黄连三钱，泡汤饮之而安。

若寒月，溏泄清冷，腹痛，伤生冷饮食，加神曲、麦芽炒、干姜炙，各一钱，缩砂、益智、木香各七分。

愚按前症若脾肾虚寒，宜用四神丸；若脾肾虚脱，用六君、姜、桂。如不应，急补命门火以生脾土。

一儒者，小腹急痛，溏泄清冷，大便欲去不去。余谓此命门火衰而脾土虚寒也，用八味丸，月余而愈。向后饮食失宜，前症仍作，小腹重坠，此脾气下陷也，用补中益气汤而痊。

痢　疾

痢是湿热及食积，治者别赤、白、青、黄、黑五色以属五脏。白者，湿热伤气分；赤者，湿热伤血分；赤白相杂，气血俱伤。黄者，食积。治法：泻肠胃之湿热，开郁结之气，消化积滞，通因通用。其初只是下，下后未愈，随症调之。痢稍久者不可下，胃虚故也。痢多属热，然亦有虚与寒者。虚者宜补，寒者宜温。年老及虚弱人不宜下。

主方

黄芩炒　黄连炒，各五分　白芍药炒，二钱。以上三药乃痢疾之必用者　木香　枳壳炒，各五分　甘草炙，三分　槟榔一钱

上姜、水煎服。

若腹痛，加当归一钱五分，缩砂一钱，再加木香、芍药各五分。

愚按前症若因湿热郁结，后重不利，宜用此方。若饮食停滞，用二陈汤加山楂，送香连丸。仲景先生云：脉沉而有力者，属里实也，宜下之；沉而无力者，属里虚也，宜补之。元气虚滑者，宜温之、涩之。脉滑而数者，有宿食也，当下之。脉浮大，此为虚而强下之故也。脉浮革者，因而肠鸣，当温之。下痢腹坚者，当下之。下痢谵语有燥屎，当下之。下痢三部脉皆平，按之心下坚，急下之。下痢脉大浮弦，当自愈。下痢腹满痛为实，当下之。治者审焉！

若后重，加滑石炒，五分。再加枳壳、槟榔、芍药、条芩各五分。

愚按痢而便脓血者，乃气行而血止也，行血则便脓自愈，调气则后重自除。若大肠积滞，壅实而后重，法当疏导，若大肠气虚下陷而后重，法当升补。

　　司马王荆山，患痢后重，服枳壳、槟榔之类，后重益甚，食少，腹痛。余以为脾胃伤而虚寒也，用六君、木香、炮姜而愈。

　　太常边华泉，呕吐不食，腹痛后重，服大黄之药，腹痛益甚，自汗，发热，昏愦，脉大。余以为胃气复伤，阳气虚寒脱陷也。以参、术各一两，炙草、炮姜各三钱，升麻一钱，一剂而苏。又用补中益气加炮姜，二剂而愈。

　　若白痢，加白术、白茯苓、滑石炒、陈皮各一钱。初欲下之，再加大黄五钱。兼食积，加山楂、枳实各一钱。

　　愚按前症若腹痛后重，怕手按腹，或脉洪实，为积滞闭结，宜用此方疏通之；若腹痛后重，喜手按腹，或脉微细，为阳气虚寒，宜用六君、干姜温补之。

　　少宗伯顾东江，停食患痢，腹痛下坠，或用疏导之剂，两足肿胀，食少体倦，烦热作渴，脉洪数，按之微细。余以六君子加姜、桂各二钱，吴茱、五味各一钱，煎熟冷服，即睡觉而诸症顿退，再剂而安。此内真寒而外假热，治以热剂而冷饮。东垣先生治假寒热之症，投以假寒热之剂。

　　廷评曲汝为，食后接内，患腹痛，去后，似痢非痢。次日便脓血，烦热作渴，神思昏倦，用四神丸一服顿减。又用八味丸料加吴茱、五味、骨脂、肉蔻，二剂全愈。

　　若红痢，加当归、川芎、桃仁各一钱五分。初欲下之，再加大黄五钱。

愚按前症若病日久，或误服疏通之药而不能愈者，当调补脾胃。大凡血症久而不愈，多因阳气虚而不能生血，或因阳气虚而不能摄血。故丹溪先生治此症，久而不愈，用四君子汤以收其功。

判官汪天锡，患痢，腹痛，后重，渴欲饮冷，饮食不进，用芍药汤，内大黄一两。四剂稍应，仍用前药，但大黄减半，数剂而愈。

通府薛允颗，下血，服犀角地黄汤，其血愈多，发热，少食，里急后重。予以为清气下陷，用补中益气汤加炮姜，一剂而瘳。

若红白相杂，加川芎、当归、桃仁各一钱五分以理血；滑石、陈皮、苍术各一钱五分以理气。有食积者，加山楂、枳实以消导。

愚按前症若气滞、食积、湿热所致，宜用此方治之。若脾虚饮食停滞，宜用六君子汤送香连丸调补之。《经》云：脾主血，肺主气。前症乃气血俱受病也。若因脾肺血伤所致，宜用四物汤加白术、茯苓，煎送香连丸；若因脾肺气伤所致，宜用四君汤加当归、川芎，煎送香连丸。

若白痢久，胃弱气虚，或下后未愈，去槟榔、枳壳，减芩、连、芍药各七分，加白术一钱五分，黄耆、陈皮、茯苓各一钱，缩砂、干姜炙，各五分。

愚按前症若数至圊而不能便，或少有白脓者，乃土不能生金，肺与大肠气伤而下坠也，当用升阳益胃汤举其阳气，则阴自降而二便自愈矣。饮食不入，发热作渴，其势危甚，用十全大补汤。如不应，送二神丸。

若红痢久，胃弱血虚，或下后未愈，减黄芩、黄连各五分，加当归、川芎、熟地、阿胶、陈皮各一钱，白术一钱五分。

愚按前症若脾经血热下注而不愈者，用四物汤加白术、茯苓；若脾经气虚不能统血而不愈者，用四君子加川芎、当归；若中气下陷不能摄血而不愈者，用补中益气汤。

若赤黑相杂，此湿胜也，及小便赤涩短少，加木通、泽泻、茯苓各一钱，山栀仁炒五分，以分利之。

愚按初患湿盛而小便赤涩者，宜用前药；若病久而阳气下陷，或老弱者，宜用升阳除湿防风汤；若脾土亏损，寒水来侮，先用六君子汤加姜、桂以温而补之，后用补中益气汤加茯苓、半夏以升而补之。

若血痢，加当归、川芎、生地黄、桃仁、槐花炒，各一钱。久不愈，减芩、连各七分，去槟榔、枳壳，再加阿胶珠、侧柏叶、白术各一钱五分，干姜炒黑、陈皮各一钱。

愚按前症亦有因脾气虚弱者，有因脾气下陷者，有因肝气虚弱者，有因肝血虚热者。

祠部李宜散，患血痢，胸腹膨胀，大便欲去不去，肢体殊倦。余以为脾气虚弱，不能摄血归源，用补中益气汤加茯苓、半夏，治之渐愈。后因怒，前症复作，左关脉弦浮，按之微弱，此肝气虚不能藏血，用六味丸治之而愈。

若痢已久，而后重不去，此大肠坠下，去槟榔、枳壳，用条芩，加升麻一钱以升提之。

愚按前症亦有因大肠气滞者，有因大肠气陷者，有因大肠血虚者，有因脾肾虚寒者。若大肠气滞坠下，宜用四君子送香连丸。若大肠气虚陷下，宜用四君子加柴胡、升麻送香连丸。若大肠血虚后重，宜用四物汤加参、术送香连丸。东垣先生云：里急者，腹中不宽快也，亦有虚坐而大便不行者，皆血虚也，血虚则里急后重。

若呕吐食不得下，加软石膏一钱五分，陈皮一钱，山栀仁炒，五分，生姜六分。缓呷之，以泻胃口之热。

愚按前症若脾胃素有实热，或过食厚味辛辣而暴患之，宜用此方。若胃气虚，膈气逆而作呕吐者，用六君子加生姜。若胃气虚寒，亦用前药加炮姜、木香。

有一样气血虚而痢者，用四物汤加人参、白术、陈皮、黄芩、黄连。

愚按前症若脾气虚而血弱，宜用四君子汤。若胃气虚而血弱，宜用补中益气汤。若久病气血俱虚，宜用八珍汤。大凡此症久而不愈，或变症百出，但守前法，久之自愈。

有一样寒痢，用黄连、木香、芍药酒炒、当归、干姜炒、缩砂、厚朴、肉桂。

愚按东垣先生云：前症若脉沉细而身不动作，睛不了了，饮食不下，鼻准气息者，用姜附汤。身重四肢不举者，用术附汤。暴下无声，身冷自汗，小便自利，大便不禁，气难布息，脉微，呕吐者，用浆水散。

先太安人，年八十，仲夏患痢，腹痛作呕，不食，渴饮汤水，按腹痛稍止，脉鼓指而有力。余谓真气虚而邪气实也，用人参五钱，白术、茯苓各三钱，陈皮、升麻、附子、炙甘草各一钱。服之睡觉，索食，脉症顿退，再剂而安。

横金陈子复，面带赤色，吐痰，口干，或时作泻，或用二陈、黄连、枳实之类，不应。予脉之，左关弦急，右关弦大，此乃肾水挟肝木之势而克胜脾土也。不信，后交夏果患痢而亡。

若得痢而误服温热止涩之药，则虽稍久，亦宜用前法以下之，下后方调之。

若得痢便用前症法下之而未应，又用前调理法治之久而不愈，此属虚寒而滑脱，可于前补虚寒温二条用择，更加龙骨、石脂、罂粟壳、乌梅肉等收涩之药。

愚按前症若脾气虚寒下陷，宜用补中益气汤加粟壳、姜、桂。如不应，急用附子。若气血虚弱，宜用十全大补汤加附子、粟壳。若命门火衰，用八味丸以补土母。若腹痛，作渴饮汤，手按腹痛稍止者，俱温补脾胃。

疟　疾

疟是风暑之邪。有一日一发，有二日一发，有三日一发，有间一日连二日发，有日与夜各发，有有汗，有无汗，有上半日发，有下半日发，有发于夜者。治法：邪从外入，宜发散之，然以扶持胃气为本，又须分别阳分、阴分而用药。邪疟及新发者，可散可截；虚疟及久者，宜补气血。若过服截药，致伤脾胃，则必延绵不愈矣。

主方

柴胡 白术各一钱半 苍术泔浸，一钱。以上三味疟疾必用之药 干葛一钱二分 陈皮七分 甘草炙，五分

愚按前症皆因先伤于暑，次感于风，客于荣卫之间，腠理不密，复遇风寒，闭而不出，舍于肠胃之外，与荣卫并行，昼行于阳，夜行于阴，并则病作，离则病止，并于阳则热，并于阴则寒，浅则日作，深则间日，在气则早，在血则晏。按《本经》曰：疟脉自弦，弦数者多热，弦迟者多寒，弦短者伤食，弦滑者多痰。弦而紧者宜下，浮大者宜吐，弦迟者宜温，此治疟之大法。其病热多寒少，心烦少睡者，属心，名曰温疟，用柴苓汤。但寒少热，腰疼足冷者，属肾，名曰寒疟，用桂附二陈汤。先寒而后大热，咳嗽者，属肺，名曰瘅疟，用参苏饮。热长寒短，筋脉揪缩者，属肝，名曰风疟，用小柴胡加乌药、香附。寒热相停，呕吐痰沫者，属脾，名曰食疟，用清脾饮。疟愈之后，阴阳两虚，梦遗，咳嗽，不善保养，遂成劳瘵。若能清心养体，节食避风，如此调治，无不愈矣。

若一日一发及午前发者，邪在阳分，加枯芩、茯苓、半夏各一钱；热甚，头痛，再加川芎、软石膏各一钱；口干，加石膏、知母、麦门冬各一钱。

愚按刘宗厚先生云：从卯至午发者，邪在大肠、小肠也，宜大柴胡汤下之；从午至酉发者，邪亦在心与肾也，宜大承汤下之。此皆邪入于内也。从酉至子发者，邪在心与胆也，或至寅发者，此邪在气在血也，宜用桃仁承气汤微下之，更以小柴胡汤彻其余邪。若身热，目

痛，热多寒少，其脉实长者，先以大柴胡汤下之，余热不尽，再用白芷汤。若甚寒微热，或但寒不热者，名曰牝疟，用柴胡桂枝汤以解表。

若间日或三日发，或午后或夜发者，邪入阴分，加川芎、当归、芍药酒炒、熟地黄、知母酒炒，各一钱，红花酒洗、黄蘗酒炒、升麻各四分，提起阳分，可截之。

愚按仲景先生云：疟无他症，但隔日发而先寒后热，寒多热少，用桂枝石膏汤。发于夜，麻黄黄芩汤。窃谓前症，若中气虚而间日发者，用补中益气汤。若气血俱虚，而三日一发者，用十全大补汤。大抵邪气在阳分者，浅而易治；邪气在阴分者，深而难治。

若间一日，连发二日，或日夜各发者，气血俱病，加人参、黄耆、白茯苓各一钱以补气，川芎、当归、芍药、熟地黄各一钱以补血。

愚按此条治法，当以前后论参看用药调治。

若阳疟多汗，用黄耆、人参、白术以敛之；无汗，柴胡、苍术、白术、黄芩、干葛以发之。

愚按仲景云：处暑以前疟发而头项痛，脉浮，恶风，有汗者，桂枝羌活汤。若恶风，无汗者，麻黄羌活汤。若久而汗多，腠理开泄，阳不能固，必补敛之。无汗，则腠理致密，邪不能解，必发散之。若属饮食所伤，用六君子汤为主。劳伤元气，用补中益气汤为主。

若阴疟多汗，用当归、白芍药、熟地、黄连、黄蘗、黄耆以敛之。无汗，柴胡、苍术、川芎、红花、升麻以发之。故曰有汗者要无汗，扶正为主。无汗者要有汗，散邪为主。

愚按前症若寒热大作，不论先后，此太阳阳明合病，寒热作则必战。《经》曰：热胜而动也，发热则必汗泄。又曰：汗出不愈，知内热也。阳盛阴虚之症，当内实外虚，不治，恐久而传阴经也，宜用桂枝芍药汤。若病久，须大补脾胃为主。盖养正邪自除也。

若病人胃气弱，饮食少，或服截药伤脾胃而少食者，加人参一钱五分，芍药酒炒、大麦芽各一钱。

愚按前症若用寒凉止截，脾胃伤损，必致连绵不已。若非培养元气，决不能愈。然芍药、麦芽善损脾肾，恐不宜多用。

洞庭马志卿母，疟后形体骨立，发热恶寒，自汗盗汗，胸膈痞满，日饮米饮盏许，服参、术药益胀，卧床半年矣。余以为阳气虚寒，用大剂补中益气加附子一钱，二剂诸症渐退，饮食渐进，又二剂痊愈。

若伤食痞闷，或有食积者，加神曲、麦芽、枳实炒，各一钱，黄连炒，五分。

愚按前症若脾胃无亏，饮食过多，而患暴怒胸膈痞闷者，宜用此方以消导宿滞；若饮食既消，而胸膈痞闷者，宜用六君子汤以调补脾胃。若劳伤元气，兼停饮食，用补中益气加半夏、茯苓以升补脾胃。若感怒兼食，用二陈、参、术、木香、香附、山栀以补脾平肝。

冬官朱省庵，停食感寒而患疟，自用清脾、截疟二药，食后腹胀，时或作痛；服二陈、黄连、枳实之类，小腹重坠，腿足浮肿；加白术、山楂，吐食未化。余曰：食后胀痛，脾虚不能克化也；小腹重坠，阳气不能升举也；腿足浮肿，胃气不能运行也；吐食不消，脾胃虚寒也。治以补中益气汤加吴茱、姜、桂、木香，不数服而瘥。

一妇人饮食后患疟，呕吐，属内停饮食，外感风寒，用藿香正气散而愈。后因怒，吐痰甚多，狂言、热炽、胸膈胀痛，手按少止，脉洪大无伦，按之微细。余谓肝脾二经血少火旺，用加味逍遥散加熟地、川芎，二剂顿退，再用十全大补而安。

若痰盛，加半夏姜制、南星、枳实各一钱，黄芩炒、黄连各六分。

愚按前方非膏粱积热实火为痰者，不宜用。若中气虚而痰甚，用补中益气汤加茯苓、半夏。如未应，用一味姜汁尤好。

若欲截之，加槟榔、黄芩、青皮、常山各一钱，乌梅肉，三个。

愚按前症若血气俱虚，用人参、生姜各一两，煎服顿止，不问新久并效。若咽酸口酸，且节饮食，其病潮作时虽大渴，只与姜汤，乘热饮之，此亦截疟之良法。每见饮啖生冷物者，病或少愈，多致脾虚胃损，反为难治。若病势正炽，一、二发间，未宜遽截，恐邪气不去，正气反伤耳！此法有益无害。

一上舍，每至夏秋，非停食作泻，必疟、痢、霍乱，遇劳吐痰，头眩，体倦，发热恶寒。杂用四物、二陈、芩、连之类。患疟服止截之药，前症益甚，时或遍身如芒刺然。余谓中气虚热，用补中益气汤加茯苓、半夏，内参、芪各用三钱，归、术各二钱，四十余剂瘥愈。

若日久虚疟，寒热不多，或无寒而微热者，邪气已无，只用四君子合四物汤加柴胡、黄芩、陈皮，以滋补气血。

愚按前症若因胃气虚，用四君加升麻、当归；若脾血虚，用四君加川芎、当归；若因中气下陷，用补中益气汤加茯苓、半夏。大凡久疟，多属元气虚寒。盖气虚则寒，血虚则热，胃虚则恶寒，脾虚则发热，阴火下流则寒热交作，或吐涎不食，战栗泄泻，手足逆冷，皆脾胃虚弱，但补中益气，其诸症悉愈。

一妇人疟久不愈，发热，口干，倦甚。此脾胃虚热，用七味白术散加麦门、五味，作大剂煎与恣饮；再发稍可，乃用补中益气汤加茯苓、半夏，十余剂而愈。

一妇人久疟寒热，服清脾饮之类，胸膈饱胀，饮食减少，用补中益气汤加茯苓、半夏、炮姜各一钱而痊。

咳　嗽

咳谓有声，肺气伤而不清。嗽谓有痰，脾湿动而生痰。咳嗽者，因伤肺气而动脾湿也。病本虽分六气五脏之殊，而其要皆主于肺。盖肺主气而声出也。治法须分新久虚实。新病风寒则散之，火热则清之，湿热则泻之；久病便属虚属郁，气虚则补气，血虚则补血，兼郁则开郁。滋之、润之、敛之，则治虚之法也。

主方

杏仁去皮尖　白茯苓各一钱　橘红七分　五味子　桔梗　甘草炙，各五分

春多上升之气，宜润肺抑肝，加川芎、芍药、半夏

各一钱，麦门冬、黄芩炒、知母各五分。

春若伤风，咳嗽鼻流清涕，宜辛凉解散，加防风、薄荷、黄芩炒、麦门冬各一钱。

愚按前症若因风寒所伤，咳嗽声重，头痛，用金沸草散。咳嗽声重，身热，头痛，用局方消风散。盖肺主皮毛，肺气虚则腠理不密，风邪易入，治法当解表兼实肺气。肺有火则腠理不闭，风邪外乘，治宜解表兼清肺火，邪退即止。若数行解散，则重亡津液，邪蕴而为肺疽、肺痿矣。故凡肺受邪不能输化，而小便短少，皮肤渐肿，咳嗽日增者，宜用六君子汤以补脾肺，六味丸以滋肾水。

一儒者，素勤苦，恶风寒，鼻流清涕，寒慄，嚏喷，服祛风之药，肢体麻木，倦怠，痰涎自出，殊类中风。余以为风剂耗散元气，阴火乘其土位也。遂以补中益气汤加麦门、五味治之而安。

一儒者，每至春咳嗽，用参苏饮之类乃愈。后复发，仍用前药，反喉瘖，左尺洪数而无力。余以为肾经阴火刑克肺金，以六味丸料加麦门、五味、炒山栀及补中益气汤而愈。

夏多火热炎上，最重，宜清金降火，加桑白皮、知母、黄芩炒、麦门冬、石膏各一钱。

愚按王太仆云：壮水之主，以制阳光。前症若喘急而嗽，面赤潮热，其脉洪大者，用黄连解毒汤。热躁而咳，用栀子仁汤。咳唾有血，用麦门冬汤。俱兼以六味丸，夏月尤当用此，壮肾水以保肺金。

嘉兴周上舍，每至夏患咳嗽，服降火化痰之剂，咳嗽益甚，脾、肺、肾脉皆浮而洪，按之微细。余曰：此脾土虚不能生肺金，肺金不能生肾水，而虚火上炎也。朝用补中益气汤，夕用六味地黄丸而瘥。后至夏，遂不再发。

一男子，夏月唾痰或嗽，用清胃火药，不应。余以为火乘肺金，用麦门冬汤而愈。后因劳复嗽，用补中益气汤加桔梗、山栀、片芩、麦门、五味而愈。但口干，体倦，小便赤涩，日用生脉散而瘥。

秋多湿热伤肺，宜清热泻湿，加苍术、桑白皮各一钱，防风、黄芩、山栀炒，各五分。

愚按前症若咳而身热，自汗，口干，便赤，脉虚而洪者，用白虎汤。身热而烦，气高而短，心下痞满，四肢困倦，精神短少者，香薷饮。若病邪既去，宜用补中益气加干山药、五味子以养元气，柴胡、升麻各二分以升生气。

冬多风寒外感，宜解表行痰，加麻黄、桂枝、半夏、干姜、防风各一钱。

肺金素有热者，再加酒炒黄芩、知母各五分。

若发热，头痛，鼻塞声重，再加藁本、川芎、前胡、柴胡各一钱。

愚按果系前症，若风寒外感，形气病气俱实者，宜用麻黄之类，所谓从表而入自表而出。若形气病气俱虚者，宜补其元气，而佐以解表之药。若专于解表，则肺气益虚，腠理益疏，外邪乘虚易入，而其病愈难治矣。若病日久，或误服表散之剂，以致元气虚而邪气实者，急宜补脾土为主，则肺金有所养而诸病自愈。若人老弱，或劳伤元气，而患前症，误用麻黄、枳壳、紫苏之类，而汗出亡阳者，多患肺痈、肺痿，治失其宜，多致不起。

一男子，神劳，冬月患咳嗽，服解散之剂，自以为便。余曰：此因肺气虚弱，腠理不密，而外邪所感也。当急补其母，是治本也。始服六君子汤，内去参、术，反加紫苏、枳壳之类，以致元气益虚，生肺痈而殁。

太守钱东圩，先患肩疽，属足三阴虚，火不归源，用壮水之主以制阳光而愈。余曰：疮疾虽愈，当屏去侍女，恐相火一动，其精暗流，金水复竭，必致变症。后果喘嗽，痰出如涌，面目赤色，小便淋涩，又误认为外感风寒，用麻黄汤表散，汗出不止。迎余视之，其脉已脱，惟太冲未绝。余曰：此脾虚不能摄涎，肾虚不能生水，肺虚不能摄气，水泛为痰，虚寒之症也。辞为难治，勉以益火之源以消阴翳而愈。继又劳伤神思，外邪乘之，仍汗出亡阳，以致不起。

若有痰，加半夏、枳壳。风痰，再加南星姜汁炒。湿痰脾困少食，加白术、苍术。有痰而口燥咽干，勿用半夏、南星，宜加知母蜜水拌炒、贝母、瓜蒌仁、黄芩炒。

愚按前症若因脾气虚而为湿痰者，宜用补中益气汤。若因肾经虚热而口燥咽干者，宜用六味丸。

若夏月热痰，或素热有痰，加黄芩、黄连、知母、石膏。

愚按前症若心火乘肺，轻则用麦门冬汤，重则用人参平肺散。若上焦实热用凉膈散，虚热用六君子汤。中焦实热用竹叶石膏汤，虚热用竹叶黄耆汤。下焦虚热用六味丸。

一武职，因饮食起居失宜，咳嗽吐痰，用化痰止嗽之药。时仲夏，左尺洪数而无力，胸满，面赤，唾痰腥臭，自汗。余曰：肾虚水泛为痰，而反重亡津液，得非肺痈乎？不信，仍服前药。翌日吐脓，脉数，右寸为甚。用桔梗汤一剂，数脉与脓顿减，又二剂，将愈，佐以六味丸而痊。

上半日咳者，胃中有火，加贝母、石膏、黄连。五更咳者，同上。

愚按前症若胃中热甚为患者，宜用本方泄之。若胃中微热为患者，当用竹叶石膏汤清之。若胃中虚热所致者，须用补中益气汤补之。俱少佐以治痰之剂。其五更咳嗽者，当作脾虚宿食为痰治之。

一儒者，咳嗽，用二陈、芩、连、枳壳。胸满气喘，侵晨吐痰，加苏子、杏仁。口出痰涎，口干作渴。余曰：清晨吐痰，脾虚不能消化饮食也；胸满气喘，脾虚不能生肺金也；涎沫自出，脾虚不能收摄也；口干作渴，脾虚不能生津液也。用六君子加炮姜、肉果温补脾胃，更用八味丸以补土母而安。

若咳嗽久，肺虚，滋气补血，加人参、黄耆、阿胶、当归、生姜、天门冬、款冬花、马兜铃、芍药酒炒之类。肺热喘咳，去人参，用沙参，此兼补血气也。

愚按肺属金，生于脾土。凡肺金受邪，由脾土虚弱，不能生肺，乃所生受病。治者审之！

黄昏咳者，火浮于肺，不可正用寒凉药，宜加五味子、五倍子、诃子皮敛而降之。

愚按前症属脾肺气虚，以致肾经阳虚阴弱，而虚火上炎，或房劳太过，亏损真阴为患。法当补脾肺、生肾水，不可专主于肺也。

若午后嗽者，属阴虚，即劳嗽也。宜补阴降火，加川芎、当归、芍药、熟地、黄柏、知母、竹沥、姜汁、天门冬、瓜蒌仁、贝母，此专补阴血也。

愚按前症属肾气亏损，火炎水涸，或津液涌而为痰者，乃真脏为患也，须用六味地黄丸壮肾水滋化源为主，以补中益气汤养脾土生肺肾为佐。设用清气化痰，则误矣。

司厅陈国华，素阴虚，患咳嗽，自谓知医，用发表化痰之剂。不应，用清热化痰等药，愈甚。余以为脾肺虚，不信。用牛黄清心丸，反加胸腹作胀，饮食少思。遂朝用六君、桔梗、升麻、麦门、五味补脾土以生肺金，夕用八味丸补命门火以生脾土，诸症渐愈。

中翰鲍羲伏，患阴虚咳嗽，服清气化痰丸及二陈、芩、连之类，痰益甚。用四物、黄柏、知母之类，腹胀音哑，右关脉浮弦，左尺脉洪大。余朝用补中益气汤加山茱、麦门、五味，夕用六味地黄丸加五味子，三月余，喜其慎疾得愈。

若火郁嗽，为痰郁火邪在中，宜开郁消痰，用诃子皮、香附童便浸、瓜蒌仁、半夏曲、海石、青黛、黄芩，为末，蜜调为丸，噙化。仍服前补阴降火药，失治则成劳。

愚按前症若因肺胃蕴热，痰气不利，宜用前药。若因脾肺不清，气郁痰滞，用二陈加山栀、枳壳、桔梗。若因郁结伤脾，气血虚损，用济生归脾加山栀、桔梗。若因怒动肝火，脾土受克，用四君子加山栀、柴胡。若劳役失宜，伤损元气，用补中益气加山栀、桔梗。

一妇人不得于姑，患咳，胸膈不利，饮食无味。此脾肺俱伤，痰郁于中。先用归脾汤加山栀、抚芎、贝母、桔梗，诸症渐愈。

一妇人，咳嗽，胁痛，发热，日晡益甚，用加味逍遥散加熟地治之而愈。后因劳役多怒，前症仍作，又少阳寒热往来，或咳嗽，遗尿，皆属肝虚火旺，阴挺，痿痹，用前散及地黄丸而痊。

若痰积、食积作咳嗽者，用香附、瓜蒌仁、贝母、海石、青黛、半夏曲、软石膏、山楂、枳实、黄连姜炒，为末，蜜调噙化。

愚按前症若因饮食停滞，胃口湿热所化者，宜用本方。若因脾胃气虚，而痰积滞，用六君子加枳壳、木香。若因脾胃气虚，而食积滞，用六君子加神曲、麦芽。夫早间吐痰咳嗽，属食积。喘促咳嗽，属肺气虚火旺。大抵当助胃壮气为主，不可专攻其痰。

若劳嗽见血，加阿胶、当归、芍药、天门冬、知母、贝母、桑白皮，亦于前肺虚、阴虚二条择用。大抵咳嗽见血，多是肺受热邪，气得热而变为火，火盛而阴血不宁，从火上升，故治宜泻火滋阴，忌用人参等甘温之药。然亦有气虚而咳血者，则宜用人参、黄耆、款冬花等药，但此等症不多耳！

愚按前症亦有劳伤元气，内火妄动而伤肺者；亦有劳伤肾水，阴火上炎而伤肺者；有因过服天门、生地寒药，损伤脾胃，不能生肺气而不愈者；有因误用黄柏、知母之类，损伤阳气，不能生阴精而不愈者。凡此皆脾肺亏损，而肾水不足，以致虚火上炎真脏为患也。须用补中益气汤补脾土而生肺金，用六味地黄丸滋肾水而生阴精，否则不救。

一武职，素不慎起居，吐痰，自汗，咳嗽，发热。服二陈、芩、连、山栀之类，前症不减，饮食少思。用四物、二陈、芩、连之类，前症愈甚，反添胸膈不利，食少，晡热。加桑皮、杏仁、紫苏之类，胸隔膨胀，小便短少。用四苓、枳壳之类，小便不通，饮食不进。余视之，六脉洪数，肺肾二部尤甚。余曰：脾土既不能生肺金，而心火乘之，必变肺痈之症也。不信，仍服前药。后吐痰唾脓，复求治。余曰：胸膈痞满，脾土败也。已而果殁。

因咳而有痰者，咳为重，主治在肺。因痰而致咳者，痰为重，主治在脾。但是食积成痰，痰气上升，以致咳嗽，只治其痰，消其积，而咳自止，不必用肺药以治咳也。

愚按前论治法最是。仍分六淫、七情及五脏相胜、脾肺虚实以治之，否则恐成肺痈之症。

一男子，脾胃不和，服香燥行气之剂，饮食少思，两胁胀闷。服行气破血之药，致饮食不入，右胁胀痛，喜手按之。余曰：乃肝木克脾土，而脾土不能生肺金也，用滋化源之药，四剂诸症顿退。余又曰：火令在迩，当再补脾土以养肺金。不信，后复作吐脓而殁。

痰　饮

　　痰属湿热，乃津液所化，因风寒湿热之感，或七情饮食所伤，以致气逆液浊，变为痰饮。或吐咯上出，或凝滞胃膈，或留聚肠胃，或客于经络四肢，随气升降，遍身上下无处不到。其为病也，为喘，为咳，为恶心呕吐，为痞隔壅塞、关格异病，为泄，为眩晕，为嘈杂、怔忡、惊悸，为癫狂，为寒热，为痛肿，或胸间辘辘有声，或背心一点常如冰冷，或四肢麻痹不仁，皆痰所致。百病中多有兼痰者，世所不知也。痰有新久、轻重之殊。新而轻者，形色清白，气味亦淡；久而重者，黄浊稠结，咳之难出，渐成恶味，酸、辣、腥、臊、咸、苦，甚至带血而出。治法：痰生于脾胃，宜实脾燥湿。又随气而升，宜顺气为先，分导次之。又气升属火，顺气在于降火。热痰则清之，湿痰则燥之，风痰则散之，郁痰则开之，顽痰则软之，食积则消之，在上者吐之，在中者下之。又中气虚者，宜固中气以运痰，若攻之太重，则胃气虚而痰愈甚矣。

　　主方：二陈汤

　　橘红　半夏汤泡　白茯苓各一钱　甘草炙　生姜

　　上方总治一身之痰。如要下行，加引下药；上行，加引上药。

　　若湿痰多软，如身体倦怠之类，加苍、白术；寒痰痞塞胸中，倍加半夏，甚者加麻黄、细辛、乌头之类。

　　愚按痰者，脾胃之津液，或为饮食所伤，或因七情、六淫所扰，故气壅痰聚。谚云：肥人多痰。而在瘦人亦有之，何也？盖脾统血、行气之经，气血俱盛，何痰之有？皆由过思与饮食所伤，损其经络，脾血既虚，胃气独盛，脾为己土，胃为戊土，戊癸化火，是以湿因气化，故多痰也。游行周身，无所不至。痰气既盛，客必胜主，或夺于脾之大络之气，则倏然仆地者，此痰厥也；升于肺者，则喘急咳嗽；迷于心，则怔忡恍惚；走于肝，则眩晕不仁，胁肋胀痛；关于肾，不哈而多痰唾；留于胃脘，则呕泻而作寒热；注于胸，则咽膈不利，眉棱骨痛；入于肠，则漉漉有声，散则有声，聚则不利。窃谓若脾气虚弱，不能消湿，宜用补中益气汤加茯苓、半夏；若因脾气虚弱湿热所致，宜用东垣清燥汤；若因胃气虚弱，寒痰凝滞者，宜用人参理中汤；若因脾胃虚寒而痰凝滞者，宜用理中化痰丸；若因脾虚而痰滞气逆，宜用六君子加木香；若因脾胃虚弱而肝木乘侮，宜用六君子加柴胡；头痛，宜用半夏白术天麻汤；若因脾肾虚弱，寒邪所乘，以致头痛，宜用附子细辛汤。

若风痰，加南星、枳壳、白附子、天麻、僵蚕、猪牙皂角之类；气虚者，更加竹沥；气实加荆沥。俱用姜汁。

愚按《脉诀》云：热则生风，故云风自火出。若风邪气滞，痰蕴于胸中者，宜用之。若因肺经风热而生痰者，宜用金沸草散；若因风火相搏，肝经风热炽盛而生痰者，宜用牛黄抱龙丸或牛黄清心丸；若因肝经血燥而生痰者，宜用六味地黄丸；若因热盛制金，不能平木而生痰者，宜用柴胡栀子散；若因中气虚弱，不能运化而生痰者，宜用六君、柴胡、钧藤。

若热痰，加黄芩、黄连。痰因火盛逆上，降火为先，加白术、黄芩、软石膏、黄连之类。眩晕、嘈杂者，火动其痰也，亦加山栀、黄芩、黄连。

愚按前方若肺胃实火者，宜用之；若风寒郁热，宜用参苏饮加山栀、片芩；若中气虚热，宜用补中益气加半夏、桔梗；若肾虚阴火炎上，宜用六味丸；若肾气虚，寒痰上涌，用八味丸。

若血虚有痰者，加天门冬、知母、瓜蒌仁、香附米、竹沥、姜汁；带血者，再加黄芩，白芍药、桑白皮；血滞不行，中焦有饮者，取竹沥和生姜，韭菜自然汁，服三、五盏，必胸中烦躁不宁，后自愈。

愚按前方苦寒、甘寒、辛辣、降火、化痰、行气、破血之剂，须审有是病而乃服是药可也。病去六七即当止之，过剂则反伤中气，而病益甚。大凡内因之症，原属脾胃虚弱，当审所致之由，而调养之，若稍重其剂，复伤胃气，虚症蜂起。

若气虚有痰者，加人参、白术；脾虚者，宜补中气，以运痰降下，加白术、白芍药、神曲、麦芽，兼用升麻提起；内伤挟痰，加人参、黄耆、白术之类，姜汁传送，或加竹沥尤效。

愚按前症若脾肺气虚，不能运化而有痰者，宜用六君子加木香；若肺气虚弱，不能清化而有痰者，宜用六君子加桔梗；若因脾经气滞而痰中有血者，宜用加味归脾汤；若因肝经血热而痰中有血者，宜用加味逍遥散；若因肝肾阴虚而痰中有血者，宜用六味地黄丸；若因过服寒凉之剂而唾痰有血者，必用四君子汤之类以主之。

若食积痰，加神曲、麦芽、山楂、黄连炒、枳实以消之。甚者必用攻之，宜丸药；若兼血虚者，用补药送下；中焦有痰者，食积也，胃气亦赖所养，若攻之尽，则虚矣。

愚按前症若元气素实，偶因饮食过多而致者，宜用主方消导宿滞。盖食痰多因脾虚，食难消化而作痰也。血虚者，多因脾气衰弱不能生血也。皆当调补脾胃之气，则无食积之患，而血自生矣。故东垣云：脾胃之气实，用黄连，枳实泻之；虚，用白术、陈皮补之。其方内用神曲，麦芽。说见上卷。

府庠沈文姬母，食湿面。吞酸，呕吐，绝食，服芩连等剂，加寒热，口干，流涎，又食冬瓜一星，而呕吐愈甚。余谓此脾气虚寒也，急用盐、艾、附子炒热，熨脐腹；又以其子口气接其母气。神气少苏，以参、术、附子、陈皮为末，丸如粟米大，津咽五、七粒，次日加至十余粒，渐服煎剂一二匙，乃思粥饮。又以参、术等药，五十余剂而愈。详见《内科摘要》。

若喉中有物，咯不出，咽不下，此痰结也。用药化之，加咸药软坚之类，宜瓜蒌仁、杏仁、海石、桔梗、连翘、香附，少佐朴硝、姜汁，炼蜜和丸，噙服之。脉涩者，卒难开，必费调理。气实痰热结者，吐难得出，或成块吐咯不出，气滞者难治。

愚按此方治形症充实之法也。前症有因脾经郁结而伤阴血者；有因肾水亏损而阴火上炎者；有因脾肺火郁而生痰者。治法：若因七情郁结，痰涎滞于喉间者，先用局方四七汤调和滞气，后用归脾汤调补脾血。脾火伤血，用加味归脾汤；肾水亏损，用六味地黄丸；肺经郁火，用知母茯苓汤。若妇人患此，而兼带下，皆由郁结伤损肝脾，当佐以四七汤，送青州白丸子。此等症候，属脾胃气虚为本，而气滞痰结为末也。古方用十枣汤、控涎丹、神佑丸、滚痰丸，异香枳实、利膈涤痰、透罗破饮、降气化痰等汤。苏合香丸之类，皆形病充实之药也，西北人用之，多有效验。其属虚弱者，皆致肚腹胀满而殁。

大参李北泉，时吐痰涎，内热作渴，肢体倦怠，劳而足热。余曰：此肾水泛而为痰，法当补肾。不信，另用化痰汤、滚痰丸，吐泻不食，头晕眼闭。余用六君子汤数剂，胃气渐复；用六味丸，诸症渐愈。

一儒者，咳嗽痰盛，胸腹不利，饮食少思，肢体倦怠，脉浮大，按之微弱。服二陈、枳壳等药，愈盛。余曰：脾肺肾虚也。用补中益气汤、六味地黄丸而愈。

若痰在肠胃间，可下而愈，枳实、甘遂、巴豆、大黄、芒硝之类；痰在皮里膜外，非姜汁、竹沥不能及；在四肢，非竹沥不开；在经络中，亦用竹沥，必佐以姜、韭汁。膈间有痰，或癫狂，或健忘，或风痰，俱用竹沥，与荆沥同功。气虚少食，用竹沥；气实能食，用荆沥。痰在胁下，非白芥子不能达。

愚按前症多因饮食、起居、七情失宜，耗损元气，内火动而为患者，当求其属，而治其本可也。前法乃慓悍之剂，非灼见形气俱充实者，决不可用。必先察其病形脉症，则知所挟之邪，随其表里、上下、虚实以治

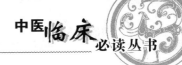

之。若夫挟寒、挟虚之症，不可不论也。

一儒者，脾气虚弱，呕吐痰涎，因怒胸腹膨胀，饮食少思。左关脉弦长，按之无力；右关脉弦长，按之微弱。此木克土也。用六君子加柴胡、山栀、木香治之而愈。

一妇人，脾胃虚弱，饮食素少，忽痰壅气喘，头摇目扎，手扬足掷，难以候脉，视其面色，黄中兼青。此肝木乘脾胃也。用六君子加柴胡、升麻治之而苏；更以补中益气加半夏调理而瘥。

若老痰，用海石、半夏、瓜蒌仁、香附米、连翘之类。五倍子佐他药，大治顽痰，宜作丸服。

愚按前症若脾气壅滞，痰客中焦者，宜先用此方以治其痰，后用六君子以调补脾气，其痰自消。若始末悉治其痰，则脾气益虚，津液不行，而痰益盛矣。

一男子，吐痰，胸膈不利，饮食少思，服海石、瓜蒌之类，不应。余曰：此脾气虚弱，不能消导而为痰，当健脾为主。彼不信，又服驱逐之剂，其痰如涌，四肢浮肿，小腹肿胀，小便涩滞。余曰：此复损脾肾所致也。先用金匮加减肾气丸、补中益气汤治之，诸症渐减，又用八味丸兼前汤而愈。

一男子，素吐痰，遇怒其痰益甚，胸膈痞满。此肝木制脾土也。用六君加木香治之而瘥。

一妇人，素郁结，胸膈不宽，吐痰如胶。用加味归脾汤乃瘥。

一妇人，吐痰，头晕，带下青黄。用四七汤送白丸子，小柴胡加白术、茯苓治之而安。

人身上中下有块，是痰也。问其平日好食何物？吐下后方用药。

若头面颈颊身中有结核，不痛、不红、不作脓者，皆痰注也，宜随处用药消之。

愚按前症若脾肺气逆，而痰滞于肉里，或散，或作，肉色不变，亦不作痛，按之不硬，此为痰核，宜推其因，而治其本，则痰自消。若因郁怒，亏损肝脾，或因暴怒，触动肝胆经火，以致血病结核，或筋挛于项侧耳前后，或胸胁肿痛，或发寒热，此为瘰疬，宜用柴胡清肝散加钩藤、山栀，以养血气、清肝火。若肉色不变，晡热内热，属肝经血虚火旺，宜用逍遥散加龙胆草，以养肝血，清肝火。或结于肢节，或累累如贯珠，其色不变，亦为肝火血燥而筋挛，宜用柴芍参苓散加钩藤以养血气，佐以六味丸以生肾水。

儒者杨泽之，性躁好色，缺盆结一核。此肝火血燥筋挛，法当滋肾水、生肝血。不信，乃内服降火化痰，外敷南星、商陆，转大如碗。余用补中益气及六味地黄，间以芦荟丸，年余元气渐复而肿消。

一妇人，经事不调，肝胆经分结核，如榛如豆，不计其数，肉色不变，大按方痛。或投化痰消毒之药，不按自痛，发热作渴，日晡益甚。余谓属肝火之症，用养血、解郁、清肝之药，百余剂诸症已退，惟项核未消，更以当归龙荟丸数服，及四物、柴胡、山栀而愈。

一妇人，耳前后结核，耳内微肿，寒热，口苦。用小柴胡、山栀、桔梗、川芎，四剂而愈。后因恚怒，耳前后、头两角俱痛，发热憎寒，以小柴胡、山栀、川芎、桔梗、羌活，二剂而愈。详见《外科枢要》。

滚痰丸攻泻肠胃痰积及小儿食积痰、急惊风痰甚者，最为要药。常宜合备，但须量人虚实而用之。

愚按滚痰丸，夺旗斩关，回生起死之剂。必痰滞胸膈，秘结不利，形气病气俱实者，乃可用之。或脾气不能摄涎而上泛，或肾气不能摄水而上溢，苟误认为实痰而用之，祸在反掌，江南人尤慎之。

一妇人，元气素弱，痰气时作，或咽间不利，或胸痞等症。余以为郁结伤脾，用加味归脾汤治之而愈。后遇恚怒，前症仍作，惑于众言，以为痰饮，妄用祛痰之剂，吐泻数次，变诸异症，口禁不醒。余以为脾胃复伤，日用六君子一剂，米饮浓煎，常服匙许，至四日渐进粥食，乃服前药，间以归脾汤，喜其善调养，两月余诸症悉愈。

拟治岭南诸病

春秋时月，人感山岚瘴雾之气，发寒热，胸膈饱闷，不思饮食，此毒气从鼻口入内也。治当清上焦，解内毒，行气降痰，不宜发汗。

主方

黄连姜炒　黄芩　木香　厚朴姜制　枳实麸炒　半夏汤洗　桔梗　柴胡　川芎　木通各一钱　生甘草七分　升麻　苍术泔浸盐水炒，各一钱五分

上姜、水煎。食前热服。

愚按岭南炎方濒海，地卑土薄，故阳气常泄，阴气常盛，四时放花，冬无霜雪，一岁之间，暑热过半，穷

腊久晴，或至摇扇。人居其间，气多上壅，肤多汗出，腠理不密，盖阳不反本而然也。阳燠既泄，则使人本气不坚，阳不下降，常浮而上，气浮而不坚，则玄府开疏，汗液易泄，故内寒外热、上热下寒之症由生也。治当固阳气、实腠理为主。若多用表散之药，则阳气愈虚，风邪益盛，鲜有不误者矣。苟系外邪为患，则当解散之。外邪既解，而病仍作，肺气伤也，用补中益气汤。若头目不清，胃气不能上升也，加蔓荆子。若饮食少思，胃气虚也，用四君子汤。若食而难化，脾气虚也，用六君子加芍药、当归。若畏寒冷饮食，或作吞酸，脾气虚寒也。前药更加炮姜，不应，再加吴茱萸四分，黄连二分。余各当推而治之。岭南瘴疠为患诸症，详见《卫生篇》。凡宦游此地者，当备此书而常览之。

若寒温失节，汗身脱衣巾，感冒风寒之气，气闭发热，头疼，此则伤寒类也。但岭南气温，易出汗，故多类疟，重则寒热不退，轻则为疟。南方气升，故岭南人得此病者，卒皆胸满，痰涎壅塞，饮食不进，与北方伤寒只伤表而里自和者不同。治当解表清热、降气行痰，此方用于寒凉时月，及虽在温暖时而感冒风寒者。

羌活　苍术泔浸　柴胡　黄芩　橘红　半夏汤洗
枳实　甘草炙　川芎各一钱

上姜、水煎。食前服，渣随服，取汗出止服。

愚按前症若内停饮食，外感风寒，用藿香正气散；若脾气虚弱，而寒热，作呕，用金不换散。盖岭南之地，湿热熏蒸，腠理不闭，津液妄泄，阳气内虚，法当调补肺气为主。盖肺主气而司腠理，肺气虚则腠理不密，故津液妄泄，多患前症。若外邪既去，当补脾土以生肺金。

瘴疟、时疟，寒热往来。

柴胡　知母各一钱五分，炒　苍术泔浸　黄芩酒炒干葛　陈皮　半夏汤洗　川芎各一钱　甘草七分，炙

上姜三片，乌梅二个，水煎。侵晨、午前服。

愚按前症若因外邪未解，而寒热往来者，宜用原方解散之。若因脾气素弱，或服前药外邪既去而寒热不止，或欲呕少食者，脾气亏损也，宜用补中益气汤加半夏、干葛、茯苓调补之。若午前寒热，属气虚，用四君子加当归、升麻。若午后寒热，属血虚，用八珍汤加柴胡、升麻。大凡病久气虚而血弱者，必发热，须用四君之类调补脾胃，脾胃一健，气血自生。若误认为血虚，而用四物沉阴之剂。径生其血，则脾土复伤，诸脏皆病，虚症蜂起，反为难治，甚致不救。

疟久者，加人参一钱五分，当归一钱。汗多者，去苍术，换白术，加白芍药酒炒一钱五分。

愚按疟久不愈，属中气虚不能滋养诸脏，但调补脾胃，诸病自退。其汗自出者，乃阳气虚而不能卫固于腠理也，用四君加归、芪、陈皮。未应，加姜、桂。手足逆冷，急加附子。盗汗者，阴虚而腠理不密也，宜用八珍加肉桂、五味子。烦热作渴，暂用当归六黄汤。其中三黄俱炒黑，倍加参、芪。汗既止，仍用八珍散之类。若肾气素虚，发热作渴，宜六味丸。手足逆冷，或痰气上攻，宜用八味丸。若邪气既散，而寒热仍作，此真气虚也，即用补中益气汤。若气血虚而寒热者，用八珍汤。

若治失其宜，则元气亏损，变症百出，不但久疟而已矣。

疟后变成痢疾，宜从虚治，故用补脾胃药。

黄连炒　木香　缩砂　黄芩炒　橘皮　白术　当归酒洗，各一钱　白芍药炒，二钱　甘草炙五分

上姜、水煎。食前服。

愚按前症乃病气有余、形气不足而变症也，宜用原方，以清解脾胃邪热。若病气形气俱不足而不能愈，宜补中益气汤滋养诸脏自愈。

若温暑之月，民病天行瘟疫热病，治宜清热解毒之剂，兼治内外，愈后随当调理脾胃，以壮元气。

枯黄芩　升麻　干葛　知母酒炒，各一钱　人参石膏　白芍药各一钱半　黄连酒炒，四分　甘草七分　羌活二钱　生地黄酒洗，五分

上姜、水煎。食前热服，渣继服。

愚按前症若邪在足阳明，表里不解者，宜用本方和解之。若疏通过度，胃气亏损，而发热烦渴者，用竹叶黄耆汤以生津液。若误汗亡阳，而发热烦渴者，用升阳益胃汤。若误下亡阴，而发热烦躁者，用理中汤。

若胸膈痞闷，痰涎壅塞者，加枳实、半夏各一钱，生姜汁四、五匙。脾胃不实，加白术一钱半。

愚按前症若形病表里俱实，而痰邪痞闷者，宜用本方。若脾肺气虚，痰涎不得运化而痞闷者，宜用六君子，少加桔梗、枳壳。若脾胃虚弱，不能摄涎归源而痞闷者，宜用六君，炮姜。

若时气发热，变为黄病，所谓瘟黄也。治宜内泻湿热。

茵陈　黄连姜水炒　山栀仁　白茯苓　厚朴姜水炒　木通　白术　人参各一钱　木香七分　白芍药酒炒　干葛各一钱半

上姜、水煎。食前服，渣继服。

愚按前症若因湿热壅滞所致者，宜用此方。若因病久元气益虚，而脾之正色见于外者，宜用补中益气加茵陈、茯苓。若中气虚寒，四肢厥冷，或浮肿、黑黄者，用人参理中汤加茯苓、茵陈。观东坡任黄州用圣散子，正谓此意。土人不知，反用槟榔导损真气，疏泄腠理，外邪易感，病由是作。若节饮食、慎起居、适寒暑、固元气，以却外邪，虽患是症，亦为轻浅。嘉靖甲申春，南都大疫，煎圣散子，普济老幼并服，来者接踵，死者塞途，良可哀悯！殊不知此方因岭南风土而作，且浙之与广，相去万里，殊域异方，天时人事，大不相侔，岂有概一治疗而无误者哉！

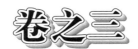

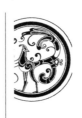

续 医 论

喘 胀[①]

喘与胀二症相因，必皆小便不利，喘则必生胀，胀则必生喘，但要识得标本先后。先喘而后胀者主于肺，先胀而后喘者主于脾，何则？肺金司降，外主皮毛。《经》曰：肺朝百脉，通调水道，下输膀胱。又曰：膀胱者，州都之官，津液藏焉，气化则能出矣。是小便之行，由于肺气之降下而输化也。若肺受邪而上喘，则失降下之令，故小便渐短，以致水溢皮肤，而生胀满焉。此则喘为本，而胀为标，治当清金降火为主，而行水次之。脾土恶湿，外主肌肉，土能克水。若脾土受伤，不能制水，则水湿妄行，浸渍肌肉，水既上溢，则邪反侵肺，气不得降而生喘矣。此则胀为本，而喘为标，治当实脾行水为主，而清金次之。苟肺症而用燥脾之药，则金得燥而喘愈加；脾病而用清金之药，则脾得寒而胀愈

---

① 喘胀：自此以下 15 个小标题原本缺，据目录补。

甚矣。近世治二症，但知实脾行水，而不知分别脾肺二症，予故为发明之。

愚按前症若肺中伏热不能生水，而喘且渴者，用黄芩清肺饮以治肺，用五淋散以清小便，若脾肺虚弱，不能通调水道者，宜用补中益气汤以培元气，用六味地黄丸以补肾水；若膏粱厚味，脾肺积热而喘者，宜清胃散以治胃，用滋肾丸以利小便；若心火克肺金而不能生肾水者，用人参平肺散以治肺，用滋阴丸以滋小便；若肾经阴亏，虚火烁肺金而小便不生者，用六味地黄丸以补肾水，用补中益气汤以培脾土；若脾气虚弱不能相制而喘者，用补中益气汤以培元气，用六味地黄丸以生肾水，若肝木克脾土不能相制而喘者，用六君、柴胡，升麻以培元气，六味地黄丸以补肾水；若脾胃虚寒不能相制而胀者，用八味丸以补脾肺、生肾水；若脾肾虚寒不能通调水道而胀者，宜用金匮加减肾气丸补脾肺、生肾水；若酒色过度，亏损足三阴而致喘、胀、痰涌、二便不调或大小便道相牵作痛者，亦宜用此丸，多有生者。

一富商，饮食起居失宜，大便干结，常服润肠等丸，后胸腹不利，饮食不甘，口干，体倦，发热，吐痰，服二陈、黄连之类，前症益甚，小便滴沥，大便泄泻，腹胀少食，服五苓、瞿麦之类，小便不通，体肿，喘嗽，用金匮肾气丸、补中益气汤而愈。

一儒者，失于调养，饮食难化，胸膈不利。或用行气消导药，咳嗽喘促，用行气化痰，肚腹渐胀；用行气分利，睡卧不能，两足浮肿，小便不利，大便不实。肺肾脉浮大，按之微细，两寸皆短。朝用补中益气汤加姜、附，夕用金匮肾气丸加骨脂、肉果，各数剂，诸症渐愈，再佐以八味丸，两月乃能步履，却服补中、八味，半载而康。

气虚血虚

气虚补气，用四君子汤，血虚补血，用四物汤。虚甚者，俱加熟附子。盖四君、四物，皆和平宽缓之剂，须得附子健悍之剂行之，方能成功。附子热药，本不可轻用，但当病，虽在暑热时月，亦可用也。予尝治一仆人，五月间病热，口渴，唇干，谵语。诊其脉细而迟，用四君子汤加黄耆、当归、芍药、熟附子，进一服，热愈甚，狂言狂走。或曰附子差矣，诊其脉如旧，仍增附子，进一大服，遂汗出而热退，脉还四至矣。又尝治一妇人，亦夏间病热，初用平调气血，兼清热和解之剂，服二、三服不应，热愈甚，舌上焦黑，膈间有火，漱水不咽。诊其脉两手皆虚微，而右手微甚。六七日内谵语撮空，循衣摸床，恶症俱见。后用四物汤加黄耆、人参、白术、陈皮、麦门、知母、熟附子，服之一、二时汗出而热退，次日复热，再服仍退，又次日复发，知其虚极也，遂连进十服，皆加附子而安。

愚按前论正所谓舍时从症，舍症从脉，真有定见者也。

一男子，发热，烦渴，头痛，误行发汗，喘急，腹痛，自汗，谵语，用十全大补加附子治之，熟睡唤而不醒，及觉，诸症顿退，再剂而痊。

黄武选，饮食劳倦，发热恶寒，误用解表，神思昏愦，胸发赤斑，脉洪数而无力。余曰：此内伤元气，非外邪也，急用温补之剂。彼不从，后果殁。

饮食过伤

饮食过伤，变为异常急暴之症，人多不识。尝有一壮年人，忽得暴病，如中风状，口不能言语，目不识人，四肢不举，急投苏合香丸，不效。予偶过闻之，因询其由，曰适方陪客饮食后，忽得此症。遂教以煎生姜淡盐汤，多饮探吐之，吐出数碗而醒，后服白术、陈皮、半夏、麦芽调理而愈。大抵此等症，多因饮食醉饱之后，或感风寒，或着气恼，而致饮食填塞，胃气不行，内伤特重。若误作中风、中气症，而用驱风解表、行气散气之药，则胃气重伤，死在旦夕。《内经》虽有暴病暴死之症，但恐多有因于食者，前辈不曾明言，故人不识耳！今后遇有此等急症，须要审问明白。若方饮食醉饱，或累伤饮食，重复受伤，但觉胸膈有食滞，只作伤食治之。

愚尝治赵吏部，患吐物出皆酸味，其脉气口大于人迎者二、三倍。僚友速余投剂，余曰：此实邪在上，候其吐尽酸味，不药自愈。翌早吐止而安。

一妇人，饮食后因怒忽患血崩，四肢逆冷，抽搐，口噤，如发痉然，吐痰如涌。灌以二陈、柴胡、山栀、枳壳，吐出酸味，神思稍醒，药止，次日进薄粥少许，但乳胁胀痛，寒热，欲呕，四肢倦怠。余以为悉属肝火炽盛，致脾气不能运化。先用六君、柴胡、山栀、钩藤钩，诸症顿退，惟四肢不遂，血崩如初。或又以为肝火未息，欲投清肝凉血之剂，余以为肝脾气血俱弱，先用补中益气汤培其脾土，而血气归经，又用四物、参、术、柴胡养肝筋，而四肢便利。余见《异症名要》。

头　痛

久头痛病，略感风寒便发，寒月须重绵厚帕包裹者，此属郁热，本热而标寒。世人不识，率用辛温解散之药，暂时得效，误认为寒。殊不知因其本有郁热，毛窍常疏，故风寒易入，外寒束其内热，闭逆而为痛。辛热之药，虽能开通闭逆，散其标之寒邪，以热济热，病本益深，恶寒愈甚矣。惟当泻火凉血为主，而佐以辛温散表之剂以从法治之，则病可愈而根可除也。

愚按前症多主于痰，痛甚者乃风毒上攻。有血虚者，有诸经气滞者，有气虚者，有四气外伤，有劳役所伤，有可吐者，有可下者，当分虚实寒热兼变而治之。若夫偏正头风，久而不愈，乃内挟痰涎，风火郁遏经络，气血壅滞，甚则目昏紧小，二便秘涩。宜砭出其血，以开郁解表。余尝治尚宝刘毅斋，但怒则两太阳作痛，先用小柴胡加茯苓、山栀，后用六味丸以生肾水，而不再发。

谭侍御，每头痛必吐清水，不拘冬夏，吃姜便止。余作中气虚寒，用六君、当归、黄耆、木香、炮姜而瘥。

商仪部，劳则头痛。余作阳虚不能上升，以补中益气加蔓荆子而瘥。

眼 赤 肿 痛

眼赤肿痛，古方用药，内外不同。在内汤散，用苦寒辛凉之药以泻其火；在外点洗，则用辛热辛凉之药以散其邪。故点药莫要于冰片，而冰片大辛热，以其性辛甚，故借以拔出火邪，而散其热气。古方用烧酒洗眼，或用干姜末、生姜汁点眼者，皆此意也。盖赤眼是火邪内炎，上攻于目，故内治用苦寒之药，是治其本，如锅底之去薪也。然火邪既客于目，从内出外，若外用寒凉以阻逆之，则郁火内攻不得散矣。故点眼用辛热，而洗眼用热汤，是火郁则发，因而散之，从治法也。世人不知冰片为劫药，而误认为寒，常用点眼，遂致积热入目，而昏暗障翳，故云眼不点不瞎者此也。又不知外治忌寒凉，而妄将冷水冷物冷药挹洗，致昏瞎者有之。

愚按前症若体倦少食，视物昏花，或饮食劳倦益甚者，脾胃虚也，用补中益气汤；眵多紧涩，赤脉贯睛，或脏腑秘结者，用芍药清肝丸；若赤翳布白，畏日羞明，或痛如刺者，上焦风热也，用黄连饮子；若久视生花，畏日，远视如雾者，神气伤也，用神效黄耆汤。大凡午前甚而作痛者，东垣助阳活血汤；午后甚而作痛者，黄连天花粉丸；午后甚而不痛者，东垣益阴肾气丸。能近视不能远视，地芝丸；能远视不能近视，定志丸。故东垣先生云：五脏六腑之精气，皆禀受于脾，上贯于目。脾者，诸阴之首也；目者，血脉之宗也。故脾虚则五脏之精气皆失所司，不能归明于目矣。心者，君火也，主人之神，宜静而安，相火代行其令。相火者，

卷之三

包络也，主百脉，皆荣于目。既劳役运动，势乃妄行，又因邪气所并，而损血脉，故诸病生焉。凡医者不理脾胃及养血安神，治标不治本，是不明正理也。若概用辛凉苦寒之剂，损伤真气，促成内障之症矣。

给事张禹功，目赤不明，服祛风散热药，反畏明重听，脉大而虚。此因劳心过度，饮食失节。以补中益气汤加茯神、酸枣、山药、山茱、五味，顿愈。又劳役复甚，用十全大补汤兼以前药，渐愈，却用补中益气汤加前药而痊。

耳 鸣 如 蝉

耳鸣证，或鸣甚如蝉，或左或右，或时闭塞，世人多作肾虚治，不效。殊不知此是痰火上升，郁于耳中而为鸣，郁甚则壅闭矣。若遇此症，但审其平昔饮酒厚味，上焦素有痰火，只作清痰降火治之。大抵此症多先有痰火在上，又感恼怒而得。怒则气上，少阳之火客于耳也。若肾虚而鸣者，其鸣不甚，其人多欲，当见在劳怯等症。

愚按前症若血虚有火，用四物加山栀、柴胡；若中气虚弱，用补中益气汤；若血气俱虚，用八珍汤加柴胡；若怒便聋而或鸣者，属肝胆经气实，用小柴胡加芎、归、山栀，虚用八珍汤加山栀；若午前甚者，阳气实热也，小柴胡加黄连、山栀，阳气虚用补中益气汤加柴胡、山栀；午后甚者，阴血虚也，四物加白术、茯苓；若肾虚火动，或痰盛作渴者，必用地黄丸。《经》云头痛耳鸣，九窍不利，肠胃之所生也。脾胃一虚，耳目九窍皆为之病。

少宰李蒲汀，耳如蝉鸣，服四物汤耳鸣益甚。余以为足三阴虚，五更服六味地黄丸，食前服补中益气汤，顿愈。

少司马黎仰之，因怒，耳鸣，吐痰，作呕，不食，寒热，胁痛。用小柴胡合四物加山栀、茯神、陈皮而瘥。

鼻　　塞

鼻塞不闻香臭，或但遇寒月多塞，或略感风寒便塞，不时举发者，世俗皆以为肺寒，而用解表通利辛温之药不效。殊不知此是肺经素有火邪，火郁甚则喜得热而恶见寒，故遇寒便塞，遇感便发也。治法：清肺降火为主，而佐以通气之剂。若如常鼻塞不闻香臭者，再审其平素只作肺热治之，清金泻火清痰，或丸药噙化，或末药轻调，缓服久服，无不效矣。此予所亲见而治验者。其平素原无鼻塞旧症，一时偶感风寒，而致窒塞声重，或流清涕者，自作风寒治。

愚按前症若因饥饱劳役所伤脾胃，发生之气不能上升，邪害空窍，故不利而不闻香臭者，宜养脾胃，使阳气上行则鼻通矣。按东垣云：胆移热于脑则辛頞鼻渊，治之以防风汤。大抵胃气不和之所致者多矣。

一男子，房劳兼怒，风府胀闷，两胁胀痛。余作色欲损肾，怒气伤肝，用六味地黄丸料加柴胡、当归，一剂而安。

一男子，面白，鼻流清涕，不闻香臭，三年矣。余以为肺气虚，用补中益气加麦门、山栀而愈。

明医杂著

牙床肿痛

牙床肿痛，齿痛摇动，或黑烂，脱落，世人皆作肾虚治，殊不知此属阳明经湿热。盖齿虽属肾，而生于牙床，上下床属阳明大肠与胃，犹木生于土也。肠胃伤于美酒厚味膏粱甘滑之物，以致湿热上攻，则牙床不清，而为肿为痛，或出血，或生虫，由是齿不得安而动摇、黑烂、脱落也。治宜泻阳明之湿热，则牙床清宁，而齿自安固矣。

愚按齿痛若因手足阳明经湿热，用东垣清胃散；若因风寒入脑，脑痛齿亦痛，用羌活附子细辛汤；若因思虑伤脾，用归脾汤；若因郁火所致，用越鞠丸；若因酒面炙煿而发，用清胃散；若因饮食伤脾，用六君子汤；若因劳伤元气，用补中益气汤；若因脾胃素弱，用六君、当归、升麻；若因肾经阴虚，用六味丸；若因肾经阳虚，用八味丸；若阴阳俱虚，用十补丸；若脾肾虚寒，用安肾丸。徐用诚先生云：凡齿病恶寒热等症，属手足阳明经；齿摇、断脱，属足少阴经；齿蚀肿痛、出血，皆胃火所致也。亦有诸经错杂之邪与外因为患者。

廷尉张中梁，齿动摇，用安肾丸；考功杨仲玉，齿动，用补中益气汤；侍御王济川，齿摇龈露，用承气汤；文选郑伯兴，齿脑痛，用羌活附子汤；颜金宪，齿痛，用凉膈散；郭职方，过饮，用清胃散；党吏部，风热，用犀角升麻汤；朱工部，血气虚，用十全大补汤；沈大尹，头脑齿痛，头重，手足厥冷，此风寒入脑，用麻黄附子细辛汤，并愈。

小 便 不 禁

小便不禁或频数，古方多以为寒，而用温涩之药，殊不知属热者，盖膀胱火邪妄动，水不得宁，故不能禁而频数来也。故年老人多频数者，是膀胱血少，阳火偏旺也。治法当补膀胱阴血、泻火邪为主，而佐以收涩之剂，如牡蛎、山茱萸、五味子之类，不可用温药也。病本属热，故宜泻火。因水不足，故火动而致小便多，小便既多，水益虚矣，故宜补血、泻火治其本也，收之、涩之治其标也。

愚按《经》云膀胱不约为遗溺。小便不禁，常常出而不觉也。人之旋溺，赖心、肾二气之所传送，盖心与小肠为表里，肾与膀胱为表里。若心肾气亏，传送失度，故有此症，治宜温暖下元，清心寡欲。又有产褥不顺，致伤膀胱，若内虚寒者，秘元丹、韭子丸之类；若内虚湿热者，六味地黄丸，或加五味、杜仲、补骨脂，年老者，八味丸；产褥收生不谨，损破尿胞者，参术补胞汤加猪羊胞煎之。窃谓肝主小便，若肝经血虚，用四物、山栀；若小便涩滞，或茎中作痛，属肝经湿热，用龙胆泻肝汤；若小便频数，或劳而益甚，属脾气虚弱，用补中益气汤加山药、五味子；若小便无度，或淋沥不禁，乃阴挺痿痹也，用六味地黄丸；若小便涩滞，或补而益甚，乃膀胱热结也，用五淋散，其脾肺燥不能化生者，黄芩清肺饮，膀胱阴虚，阳无所生者，滋肾丸；膀胱阳虚，阴无所化者，六味丸；若阴痿，思色精不出，茎道涩痛如淋，用加减八味丸料加车前、牛膝；若老人精竭复耗，大小便牵痛如淋，亦用前药，不应，急加附子，多有生者。

刘大参，年逾六旬，形气瘦弱，小便不禁或频数，内热口干，或咳痰喘晕。余以为肺肾气虚，用六味丸、益气汤以滋化源。彼不信，反服补阴、降火、涩精之剂，阴窍作痛，或小便不利。仍服前药，不两月而愈。

大尹刘天锡，内有湿热，大便滑利，小便涩滞，服淡渗之剂，愈加滴沥，小腹腿膝皆肿，两眼胀痛。此肾经虚热在下，反服淡渗，导损阳气，阴无以化。遂用地黄、滋肾二丸，小便如故，更以补中益气汤加麦门、五味兼服而愈。

州守王用之，肚腹膨胀，饮食少思，服二陈、枳实及淡渗之类，小便不利，大便不实，咳嗽，腹胀，手足俱冷。余谓足三阴虚寒，用金匮肾气丸而康。

男子阴痿

男子阴痿不起，古方多云命门火衰。精气虚冷固有之矣，然亦有郁火甚而致痿者，《经》云壮火食气。譬如人在暑热而倦怠痿弱，遇冬寒而坚强也。予尝亲见一二人，肾经郁火而有此症，令服黄柏、知母清火坚肾之药而效，故须审察，不可偏认作火衰也。

愚按阴茎属肝之经络。盖肝者木也，如木得湛露则森立，遇酷热则萎悴。若因肝经湿热而患者，用龙胆泻肝汤以清肝火，导湿热。若因肝经燥热而患者，用六味丸以滋肾水，养肝血而自安。

学士徐崦西，口干有痰，欲服琼玉膏。余曰：此沉阴降火之剂，君面白、口干而有痰，属脾肺气虚也，当用温补之剂。不信，仍服两月余，大便不实，饮食少思，且兼阴痿，始信余言。先用补中益气加茯苓、半夏二味，以温补脾胃，饮食渐加，大便渐实，乃去二味，服月余而痿，更服六味丸三月余，阴道如常。矧琼玉膏、固本丸、坎离丸，此辈俱是沉寒泻火之剂，非肠胃有燥热者不宜服。若足三阴经阴虚发热者，久而服之，令人无子。盖谓损其阳气，则阴血无所生故也。屡验。

梦 遗 精 滑

梦遗、精滑，世人多作肾虚治，而用补肾涩精之药不效，殊不知此症多属脾胃，饮酒厚味痰火湿热之人多有之。盖肾藏精，精之所生，由脾胃饮食化生，而输归于肾。今脾胃伤于浓厚，湿热内郁，中气浊而不清，则其所化生之精，亦得浊气。肾主闭藏，阴静则宁。今所输之精，既有浊气，则邪火动于肾中，而水不得宁静，故遗而滑也。此症与白浊同。丹溪论白浊，为胃中浊气下流，渗入膀胱，而云无人知此也。其有色心太重，妄想过用而致遗滑者，自从心肾治，但兼脾胃者，多须要审察。

愚按遗精有四：有用心过度，心不摄肾而致者，有因色欲不遂，精气失位输精而出者；有色欲太过，滑泄不禁者；有年壮气盛，久无色欲，精气满溢者。有小便出多不禁者，或不出小便而自出，或茎中出而痒痛常如欲小便者，宜辰砂妙香散，或威喜丸，大抵调补元气为主。圣人教人收心养性，厥有旨哉！

少宰汪涵斋，白浊，用补中益气汤加茯苓、半夏，倍白术，愈而复作，肌体消瘦，不时眩晕，用八味丸而痊。

司厅陈石镜，属脾虚，用补中益气、六味地黄而愈。

光禄柴黼庵，因劳，赤白浊如注，用归脾汤而愈。

司厅张检斋，小腹不时作痛，茎出白淫，用小柴胡加山栀、龙胆草、山茱、芎、归而愈。

妇人女子经脉不行

妇人女子经脉不行，有脾胃损伤而致者，不可便认作经闭血死，轻用通经破血之药。遇有此症，便须审其脾胃如何？若因饮食劳倦损伤脾胃，少食恶食，泄泻，疼痛，若因误服汗下攻伐药，伤其中气，以致血少而不行者，只宜补养脾胃，用白术为君，茯苓、芍药为臣，佐以黄耆、甘草、陈皮、麦芽、川芎、当归、柴胡等药，脾旺则能生血，而经自行矣。又有饮食积滞，致损脾胃者，亦宜消积补脾。若脾胃无病，果有血块凝结，方宜行血通经。

愚按《经》曰：饮食入胃，游溢精气，上输于脾，脾气散精，上归于肺，通调水道，下输膀胱，水精四布，五经并行。又曰：二阳之病发心脾，有不得隐曲，女子不月。二阳，谓阳明胃与大肠也。故心脾平和，则百骸、五脏皆润泽而经候如常，苟或心脾受伤，则血无所养，亦无所统而月经不调矣。是故调经者，当理心脾为主。丹溪先生亦曰：先期而至者，血热也；后期而至者，血虚也。窃谓先期而至者，有因脾经血燥，有因脾经郁火，有因肝经怒火，有因血分有热，有因劳役火动；过期而至者，有因脾经血虚，有因肝经血虚，有因气虚血弱。主治之法，脾经血燥者，加味逍遥散；脾经郁火者，归脾汤；肝经怒火者，加味小柴胡汤；血分有热者，加味四物汤；劳役火动者，补中益气汤；脾经血虚者，人参养荣汤；肝经血虚者，六味地黄丸；气虚血弱者，八珍汤。盖血生于脾土，故云脾统血。凡血病当用苦甘之剂，以助阳气而生阴血。大凡肝脾血燥，四物为主；肝脾血弱，补中益气为主；肝脾郁火，归脾汤为主；肝经怒火，加味逍遥散为主。病因多端，不能悉举，治当临症制宜可也。

一妇人，晡热，肢体瘦倦，食少无味，月经不行，或鼻衄，或血崩，半载矣。或用顺气、清热、止血等剂，不应，更加寒热，且时欲作呕。余以为郁怒亏损脾胃，虚火错经妄行而然耳。遂朝用补中益气汤，夕用六味地黄丸，各数剂，半载而瘥。

一妇人，素沉静，晡热内热，月经不调，后每一二月，或齿缝或舌下或咽间出血碗许，如此年余，服清热凉血调理之药益甚，问治于余。余谓肝脾气郁，血热上行。先用加味归脾汤，后用加味逍遥散，摄血归源而经自调，前症顿愈。

一室女，年十七，腿外臁忽肿起一红点，作痒，搔破日出鲜血如注，及飞小虫甚多。审其由，每先寒热，两耳下或结核。盖外臁、耳下俱属胆经，胆为肝之腑，肝主风，热生虫，血得风而妄行，肝火旺而血出，其肝

胆阴阳俱虚矣。凡病虚则补其母，肾乃肝之母，用六味
丸滋肾水以生肝木，四物、柴胡、山栀、钩藤生肝血以
抑风热而瘳。

妇人半产

妇人半产，多在三个月及五月、七月，除跌扑损伤
不拘外，若前次三个月而堕，则下次必如期复然。盖先
于此时受伤，故后至期必应，乘其虚也。遇有半产者，
产后须多服养气血、固胎元之药，以补其虚损。下次有
胎，先于两个半月后，一即用固胎药十数服，以防三月
之堕；至四个半月后，再服八、九服，防过五月；又至
六个半月后，再服以防七月；及至九个月内，服丹溪达
生散十数服，可保无虞。其有连堕数次，胎元损甚者，
服药须多，久则可以留。方用四物汤加白术、人参、陈
皮、茯苓、甘草、阿胶、艾叶、条芩，多气加香附、缩
砂，有痰加姜制半夏。调理妊娠，在于清热养血。条实
黄芩为安胎圣药，清热故也，暑月宜加用之。养胎全在
脾胃，譬如钟悬于梁，梁软则钟下坠，折则堕矣。故白
术补脾，为安胎君药。若因气恼致胎不安者，宜用川
芎、陈皮、茯苓、甘草，多加缩砂，少佐木香以行气。

愚按半产重于大产，大产如瓜熟自落，栗熟自脱，
半产如生采其皮壳，断其根蒂，岂不重于大产？但人轻
忽致死者多矣。治法宜补形气、生新血、去瘀血，若未
足月，痛而产，芎归补中汤，倍加知母止之；若产而血
不止，人参黄芪汤补之；若产而心腹痛，当归川芎汤主
之；胎气弱而小产者，八珍汤固之；若下血过多而发

热，圣愈汤，汗不止，急用独参汤；发热烦躁，肉瞤筋惕，八珍汤，大渴面赤，脉洪而虚，当归补血汤；身热面赤，脉沉而微，四君子、姜、附。

一妇人，胎已六月，每怒气便见血，甚至寒热、头疼、胁胀、腹痛、少食、作呕。余谓寒热、头疼，肝火上冲也；胁胀、腹痛，肝气不行也；少食、作呕，肝侮脾胃也；小便见血，肝火下流也。用小柴胡加芍药、炒黑山栀、茯苓、白术而愈。

一妇人，胎及六月，形体倦怠，饮食少思，劳役便血，胎动不安。用六君、生熟地、升麻、柴胡而愈。

一妇人，每胎三、四月，作痛欲堕。余以为痛胎，用当归二钱，熟地黄三钱而愈。

东垣丹溪治病方论

东垣、丹溪治病，多自制方，盖二公深明本草药性，洞究《内经》处方要法，故能自制。自宋以来，《局方》盛行，人皆遵用，不敢轻率自为。《局方》论症治病，虽多差谬，丹溪曾辨论之，然方皆名医所制，其君臣佐使、轻重缓急、大小多寡之法则不差也。近见东垣、丹溪之书大行，世医见其不用古方，也率皆效颦，治病辄自制方，然药性不明，处方之法莫究，卤莽乱杂，反致生无，甚有变症多端，遂难识治耳！且夫药之气味不同，如五味子之味厚，故东垣方少者五、六粒，多者十数粒，今世医或用二、三钱；石膏味淡薄，故白虎汤用半两，今世医不敢多用；补上治上剂宜轻小，今不论上下，率用大剂；丸散汤液各有攸宜，今不论缓急，率用汤煎。如此类者多矣。今之医者，若不熟读《本草》，深究《内经》，而轻自制方，鲜不误人也！

愚按方仿也，仿彼而准此也。至于应用，更贵权宜，非曰确然不可移而屹然不可动者也。是以《素问》无方，《难经》亦无方，汉时才有方，盖仿病因以立方也。

或问东垣丹溪治病之法

或问：今人有言，东垣之法宜用于北，丹溪之法可行于南，如何？曰：东垣北医也，罗谦甫传其法，以闻于江浙，丹溪南医也，刘宗厚世其学，以鸣于陕西。果如人言，则《本草》、《内经》皆神农皇帝、岐伯之说，亦止宜施于北方耶？夫五方所生异病，及治之异宜，《内经》"异法方宜论"、"五常政大论"已详言之矣。又如北方多寒，南方多热，江湖多湿，岭南多瘴，谓其得此气多，故亦多生此病，非谓北病无热、南病无寒也。至于治寒以热，治热以寒，则五方皆同，岂有南北之异耶？但人之脏腑，火各居二，天之六气，热居三分又半，故天下之病，热多而寒少，观《内经》"至真要大论"病机一篇可见。又湿热相火致病甚多，自太仆注文湮没，以致《局方》偏用湿热之药，故丹溪出而阐《内经》之旨，辨《局方》之偏，论湿热相火之病，以补前人之未备耳！后人不识，见其多用芩、连、栀、柏等苦寒之药，遂以为宜于南，浅矣哉！

愚按前论内云火症固多，但虚实不同，治法亦异，故王太仆先生曰：大寒而甚，热之不热，是无火也。大热而甚，寒之不寒，是无水也。昼见夜伏，夜见昼止，不时而动，是无火也。大抵病热，作渴饮冷，便秘，此症属实，为热故也。或恶寒发热，引衣踡卧，或四肢逆冷，大便清利，此属真寒。或躁扰狂越，欲入水中，不欲近衣，此症属虚，外假热而内真寒也。故虚劳发热之症，治以寒药而不愈者，为此故也。由此观之，则热症常少，而寒症常多矣。故无火者，当用八味丸，益火之源以消阴翳；无水者，用六味丸，壮水之主以镇阳光。然其所以致疾者，皆由气血方长，而劳心亏损，或精血未满，而纵情恣欲，根本不固，火不归经，以致见症难名。虽宜常补其阴以制其火，然而二尺各有阴阳，水火互相生化，当于二脏中各分阴阳虚实，求其所属而平之。若左尺脉虚弱而细数者，是左肾之真阴不足也，用六味丸，右尺脉迟软，或沉细而数欲绝者，是命门之相火不足也，用八味丸；至于两尺微弱，是阴阳俱虚，用十补丸。此皆滋其化源也。设使概服黄柏、知母沉阴泻火之药，反戕脾胃，多致不起。详见《玉机微义》，治验见内科方。

暑病 第一卷内备用治暑方，并入于此，以便观览。

夏至日后病热为暑，暑者相火行令也。夏月人感之，自口齿而入，伤心包络之经，其脉虚，或浮大而散，或弦细芤迟。盖热伤气则气消，而脉虚弱，其为症，汗，烦则喘喝，静则多言，身热而烦，心痛，大渴引饮，头疼，自汗，倦怠少气，或下血，发黄，生斑，甚者火热致金不能平木，搐搦，不省人事。治暑之法，清心、利小便最好。暑伤气，宜补真气为要。又有恶寒，或四肢逆冷，甚者迷闷不省，而为霍乱吐利，痰滞呕逆，腹痛泻痢。此则非暑伤人，乃因暑而自致之病也。以其因暑而得，故亦谓之暑病，治法不同。

若行人或农夫，于日中劳役得之者，是动而得之，阳症也。其病必苦头痛，发燥热，恶热，扪之肌肤大热，必大渴引饮，汗泄，无气以动，乃天热外伤元气也。宜清暑益气，用香薷、黄连、扁豆、人参、黄耆、五味、知母、石膏之类。

暑热发渴，脉虚，宜用人参白虎汤。人参一钱五分，知母二钱，石膏五钱，甘草二钱。竹叶石膏汤亦好。石膏一两，半夏二钱五分，甘草二钱，人参二钱，麦门冬五钱，入竹叶，水煎。

东垣清暑益气汤，治长夏湿热蒸人，人感之，四肢困倦，精神短少，胸满气促，肢节作痛，或气高而喘，身热而烦，心下痞闷，小便黄数，大便溏而频，或痢，或渴，不思饮食，自汗，体重。黄耆、升麻、苍术各一钱，人参、白术、神曲、陈皮各五分，甘草炙、黄柏、麦门冬、当归各三分，葛根、泽泻、青皮、五味各二分。

若暑热之时，无病之人，或避暑热，纳凉于深堂大厦，凉台冷馆、大扇风车得之者，是静而得之，阴证也。其病必头痛，恶寒，身形拘急，肢节疼痛而烦心，肌肤大热，无汗。此为阴寒所遏，使周身阳气不得伸越，宜用辛温之剂以解表散寒，用厚朴、紫苏、干葛、藿香、羌活、苍术之类。若外既受寒，内复伤冰水生冷瓜果之类，前药再加干姜、缩砂、神曲之类。此非治暑也，治因暑而致之病也。若外不受寒，止是内伤冰水冷物，腹痛泄泻，或霍乱吐逆，宜缩脾饮，砂仁、草果、甘草、扁豆、干姜、乌梅，或理中汤加神曲、麦芽、缩砂、苍术。此专治内，温中消食也。

若吐泻，脉沉微甚者，不可用凉药，可用附子大顺散：熟附子、甘草、干姜、杏仁、桂，或附子理中汤加芍药。

夏月多食冷物及过饮茶水，致伤脾胃，吐泻霍乱。故治暑药多用温脾消食、治湿利小便。医者要识此意。

若既伤暑热，复伤生冷，外热内寒，宜先治其内，温中消食，次治其外，清暑补气，而以理脾为主，于前阴阳二条内相兼取用。东垣清暑益气汤，已兼此意。其用黄耆、升麻、人参、白术、甘草、麦门冬、当归、五味、黄柏、葛根，是清暑补气也；苍术、神曲、陈皮、泽泻、青皮，是治内补脾也。

愚按前症又当分别中暑中暍、脉虚脉沉、无汗有汗、发热不热、作渴不渴、或泻不泻、饮寒饮热，辨其阴阳虚实，不可泛投寒凉之剂。盖为夏月伏阴在内，古人用附子大顺散之类温补阳气，厥有旨哉！何今之老弱，至夏月患食少，体倦，发热作渴，或吐泻，腹痛，头痛诸症，反服香薷饮，复伤元气，无不招引暑症，以致不起。至若清暑益气汤内用猪苓、泽泻之类，必审其果有湿热壅滞，方可用之，否则亏损其阴，而伤其目矣。用当审察！

仪部李北川，仲夏患腹痛吐泻，两手足扪之则热，按之则冷，其脉轻诊则浮大，重诊则微细。余曰：此阴寒之症也。急服附子理中汤，不应仍服，至四剂而愈。

注夏病属阴虚元气不足，宜补中益气汤去柴胡、升麻，加黄柏炒、白芍药。挟痰者，加半夏、陈皮。

愚按丹溪先生云：天地以五行更迭衰旺而成四时，人之五脏六腑亦应之而衰旺。四月属巳，五月属午，为火太旺，火为肺金之夫，火旺则金衰；六月属未，土大旺，土为水之夫，土旺则水衰，况肾水尝藉肺金为母，以补其不足。古人于夏月必独宿而淡味，保养金、水二脏。《经》曰：冬藏精者，春不病温。十月属亥，十一月属子，正火气潜藏，必养其本然之真，而为来春发生之本。若于此时不恣欲以自戕，至春升之际，根本壮实，何病之可言哉？

文选姚海山，仲暑头痛，发热，气高而喘，肢体倦怠，两手麻木。余谓热伤元气，用人参益气汤顿安，又用补中益气汤加麦门、五味而痊。

若夏月伤暑，发热，汗大泄，无气力，脉虚细而迟。此暑伤元气也，服后方：

人参　黄耆蜜炙　麦门冬去心　白芍药　陈皮　白茯苓各一钱　黄连炒　甘草炙各五分　黄柏三分　白术一钱五分　香薷　知母各七分

上姜、水煎，食前温服。

愚按前症有热伤元气而汗出者，有劳伤元气而汗出者，有因元气素虚腠理不密而汗出者。治法：暑伤元气者，清暑益气汤；劳伤元气者，补中益气汤；元气素虚而自汗者，十全大补汤。如兼盗汗，佐以六味丸加五味子。前云大汗，无力，脉虚细迟，属阳气虚弱，内黄柏、知母恐复损阳气，芍药、茯苓恐导损阴气也。治者审之！

若夏秋暑热，因过用冷物茶水伤其内，又过取凉风伤其外，以致恶寒发热，胸膈饱闷，饮食不进，或兼呕吐、泄泻，此内外俱伤寒冷也。

人参　干姜炒紫色　厚朴姜水炒　陈皮　羌活　枳实　白茯苓各一钱　白术一钱五分　甘草炙，五分

上姜、水煎，食前温服。

愚按前症宜用此方，如未应，宜用藿香正气散。若内外已解，寒热未退，或饮食不进，宜用六君子。《保命集》云：霍乱属阳明症，宜用和中、平胃、建中汤辈，或四君子汤。脉浮，自汗，四君子加桂枝主之；脉浮，无汗，四君子加麻黄。吐利转筋，胁下痛，脉弦者，木克土也，用平胃散加木瓜，或建中加柴胡、木瓜；吐利转筋，腹痛，体重，脉沉而细，四君子加白芍药、良姜；吐利，四肢拘急，脉沉而迟，属少阴，四君加姜、附、厚朴；吐利，四肢厥冷，脉微缓，属厥阴，建中加归、附；吐利，头痛而身热，热多欲饮水者，五苓散；寒多不欲水者，理中丸主之。《元戎》云：太阴症霍乱者，理中加橘红；下腹痛，手足逆冷，理中加熟附子；吐利后转筋者，理中加火煅石膏一两。

上舍徐民则，夏月入房及食冰果面食，而患腹痛。余曰：此阴寒之症也，急用附子理中汤以回阳。不信，别用二陈、枳实、黄连香薷饮之类而死。

进士刘华甫，夏月食生冷果品，患前症，余用附子理中汤一钟顿安。凡方内用木瓜者，俱用砂器煎炒，恶铁故

也，余方仿此。

若夏暑在途中，常服以壮元气、清热驱暑。服之免中暑、霍乱、泄泻、痢疾等症。

人参一钱二分　白术一钱五分　　五味子十粒，杵碎　麦门冬去心　白芍药炒　白茯苓各一钱　知母炒　陈皮香薷各七分　黄芩炒，三分　甘草炙，五分

上姜、水煎，食前温服。

愚按前症若人元气虚弱，宜用补中益气去柴胡、升麻，加麦门、五味，或少加炒黑黄柏。人参益气汤亦可用。

若遇劳倦辛苦，用力过多，即服后方二、三服，免生内伤发热之病。此方主于补气。

黄耆一钱半，蜜炙　人参　麦门冬去心　陈皮各一钱　白术一钱　甘草炙，七分

上姜、枣、水煎，食前温服。劳倦甚，加熟附子四五分。

愚按前论开世俗之矇瞆，济无穷之天枉。内附子若素畏寒饮食者，尤宜用。若素喜寒饮食者，以肉桂或炮姜代之亦可。若因暑热伤气，而四肢困倦，或手足麻木者，先用人参益气汤，后用补中益气汤。

若人过劳心思虑，损伤精神，头眩目昏，心虚气短，即服后方补血为主。

人参一钱　五味子十五粒，杵　当归一钱，酒洗　麦门冬去心，五分　白芍药炒，一钱　山栀子炒，五分　茯神去心，一钱　酸枣仁炒，一钱　生地黄酒洗，五分　甘草　陈皮　川芎各五分

上水煎服。

愚按前症宜用此方，不宜多服。其麦门冬、芍药、山栀、生地苦寒，恐复损脾气。若脾胃素虚热而患前证，但以补中益气汤加麦门、五味亦可。若因饥渴劳役，或因误行攻伐，以致气高而喘，身热而烦，或自汗，此为阳气内伤，宜用补中益气汤。若因饥饱劳役，或因误出汗，以致饥、热、大渴引饮，目赤面红，脉洪大，按之如无，此为血脱烦躁，宜用当归补血汤。

附　滑伯仁先生《诊家枢要》

脉者，气血之先也。气血盛则脉盛，气血衰则脉衰；气血热则脉数，气血寒则脉迟；气血微则脉弱，气血平则脉治。又长人脉长，短人脉短；性急人脉急，性缓人脉缓。左大顺男，右大顺女。男子尺脉常弱，女子尺脉常盛。此皆其常也，反之者逆。

左右手配藏府部位

左手寸口，心、小肠脉所出；左关肝、胆脉所出；左尺肾、膀胱脉所出。命门与肾脉通。

右寸肺、大肠脉所出；右关脾、胃脉所出；右尺三焦、心包络脉所出。

五脏平脉

心脉浮大而散，肺脉浮涩而短，肝脉弦而长，脾脉缓而大，肾脉沉而软滑。

心合血脉，心脉循血脉而行，持脉指法如六菽之重。按至血脉而得者为浮，稍稍加力脉道粗者为大，又稍加力脉道阔软者为散。

肺合皮毛，肺脉循皮毛而行，持脉指法如三菽之重。按至皮毛而得者为浮，稍稍加力脉道不利为涩，又稍加力不及本位曰短。

肝合筋，肝脉循筋而行，持脉指法如十二菽之重。按至筋而脉道如筝弦相似，稍加力脉道迢迢者为长。

脾合肌肉，脾脉循肌肉而行，持脉指法如九菽之重。按至肌肉如微风轻飐柳梢之状为缓，次稍加力脉道敦实者为大。

肾合骨，肾脉循骨而行，持脉指法按至骨上而得者为沉，次重以按之脉道无力者为软，举指来疾流利者为滑。

凡此五脏平脉，要须察之久久成熟，一遇病脉，自然可晓。《经》曰：先识经脉，而后识病脉。此之谓也。

四时平脉

春弦，夏洪，秋毛，冬石，长夏四季脉迟缓。

呼吸浮沉定五脏脉

呼出心与肺，吸入肾与肝，呼吸之间，脾受谷味，其脉在中。心、肺俱浮，浮而大散者心，浮而短涩者肺；肾、肝俱沉，牢而长者肝，濡而来实者肾；脾为中州，其脉在中。

因指下轻重以定五脏

即前所谓三菽、五菽之重也。

三部所主九候附

寸为阳，为上部，主头项以下至心胸之分也；关为阴阳之中，为中部，主脐腹肚胁之中也；尺为阴，为下部，主腰足胫股之分。凡此三部之中，每部又各有浮、中、沉三候，三而三之，为九候也。浮主皮肤，候表及腑；中主肌肉，以候胃气；沉至筋骨，候里及脏也。

持脉

凡诊脉之道，先须调平自己气息，男左女右，先以中指定得关位，却齐下前、后二指。初轻按以消息之，次中按以消息之，次重按以消息之，然后自寸、关至尺逐部寻究。一呼一吸之间，要以脉行四至为率，闰以太息，脉五至，为平脉也。其有太过、不及，则为病脉；看在何部，各以其部断之。

凡诊脉须要先识时脉、胃脉与腑脏平脉，然后及于病脉。时脉谓春三月六部中俱带弦，夏三月俱带洪，秋三月俱带浮，冬三月俱带沉。胃脉谓中按得之脉和缓。腑脏平脉已见前章。凡人腑脏脉既平，胃脉和，又应时脉，乃无病者也，反此为病。

凡诊脉之际，人臂长则疏下指，臂短则密下指。三部之内，大小浮沉迟数同等，尺寸阴阳高下相符，男女左右强弱相应，四时之脉不相戾，命曰平人。其或一部之内独大独小、偏迟偏疾、左右强弱之相反、四时男女之相背，皆病脉也。凡病之见在上曰上病，在下曰下病，左曰左病，右曰右病。左脉不和为病在表，为阳，主四肢；右脉不和为病在里，为阴，主腹脏。以次推之。

凡取脉之道，理各不同，脉之形状，又各非一。凡脉之来，必不单至，必曰浮而弦、浮而数、沉而紧、沉而细之类，将何以别之？大抵提纲之要，不出浮、沉、迟、数、滑、涩之六脉也。浮、沉之脉，轻手、重手而取之也；迟、数之脉，以已之呼吸而取之也；滑、涩之脉，则察夫往来之形也。浮为阳，轻手而得之也，而芤、洪、散、大、长、濡、弦，皆轻手而得之之类也；沉为阴，重手而得之之类也，而伏、石、短、细、牢、实，皆重手得之之类也。迟者一息脉二至，而缓、结、微、弱皆迟之类也。或曰滑类乎数，涩类乎迟，何也？然脉虽似，而理则殊也。彼迟、数之脉，以呼吸察其至数之疏数，此滑、涩之脉，则以往来密察其形状也。数为热，迟为寒，滑为血多气少，涩为气多血少。所谓提纲不出乎六字者，盖以其足以统夫表里、阴阳、冷热、虚实、风寒湿燥、脏腑气血也。浮为阳，为表，诊为风、为虚；沉为阴，为里，诊为湿、为实；迟为在脏，为寒，为冷；数为在腑，为热，为燥；滑为血有余，涩为气独滞也。人一身之变，不越乎此。能于是六脉之中以求之，则疢疾在人者，莫能逃焉。

持脉之要有三：曰举，曰按，曰寻。轻手循之曰举，重手取之曰按，不轻不重委曲求之曰寻。初持脉，轻手候之，脉见皮肤之间者，阳也，腑也，亦心、肺之应也；重手得之，脉附于肉下者，阴也，脏也，亦肝、肾之应也；不轻不重中而取之，其脉应于血肉之间者，阴阳相适，冲和之应，脾、胃之候也。若浮、中、沉之不见，则委曲而求之。若隐若见，则阴阳伏匿之脉也。三部皆然。

察脉须识上下、来去、至止六字，不明此六字，则阴阳虚实不别也。上者为阳，来者为阳，至者为阳；下者为阴，去者为阴，止者为阴也。上者自尺部上于寸口，阳生于阴也；下者自寸口下于尺部，阴生于阳也。来者自骨肉之分而出于皮肤之际，气之升也；去者自皮肤之际而还于骨肉之分，气之降也。应曰至，息曰止也。

明脉须辨表里、虚实四字。表，阳也，腑也，凡六淫之邪袭于经络，而未入于胃腑及脏者，皆属于表也；里，阴也，脏也，凡七情之气郁于心腹之内不能越散，饮食五味之伤流于腑脏之间不能通泄，皆属于里也；虚者，元气之自虚，精神耗散，气力衰竭也；实者，邪气之实，由正气本虚邪得乘之，非元气之自实也。故虚者补其正气，实者泻其邪气。《经》曰：所谓邪气盛则实，精气夺则虚。此大法也。

凡脉之至，在筋肉之上，出于皮肤之间者，阳也，腑也；行于肌肉之下者，阴也，脏也。若短小而见于皮肤之间者，阴乘阳也；洪大而见于肌肉之下，阳乘阴也。寸尺皆然。

脉贵有神

东垣云：不病之脉，不求其神，而神无不在也；有病之脉，则当求其神之有无。谓如六数、七极，热也，脉中此中字浮中沉之有有力言有胃气即有神矣，为泄其热，三迟、二败，寒也，脉中有力说并如上即有神矣，为去其寒。若数极、迟败中，不复有力，为无神也，将何所恃耶？苟不知此，而遽泄之、去之，神将何以依而主耶？故《经》曰：脉者气血之先，气血者人之神也。善夫！

脉阴阳类成

浮，不沉也。按之不足，轻举有余，满指浮上曰浮。为风虚动之候，为胀，为风，为痞，为满不食，为表热，为喘。浮大，伤风鼻塞。浮滑疾，为宿食。浮滑，为饮。左寸浮主伤风发热，头疼目眩及风痰；浮而虚迟，心气不足，心神不安；浮散心气耗，虚烦；浮而洪数心经热。关浮，腹胀；浮而数风热入肝经；浮而促怒气伤肝，心胸逆满；浮大胸胁胀满。尺浮膀胱风热，小便赤涩；浮大而芤，男子小便血，妇人崩带；浮而迟冷疝脐下痛。右寸浮肺感风寒，咳喘，清涕，自汗，体倦；浮而洪，肺热而咳；浮而迟肺寒喘嗽。关浮脾虚中满不食；浮大而涩为宿食；浮而迟脾胃虚；尺浮风邪客下焦，大便秘；浮而虚元气不足；浮而数下焦风热，大便秘。

沉，不浮也。轻手不见，重手乃得，为阴逆阳郁之候，为实，为寒，为气，为水，为停饮，为癥瘕，为胁胀，为厥逆，为洞泄。沉细为少气，沉迟为痼冷，沉滑为宿食，沉伏为霍乱。沉而数内热，沉而迟内寒，沉而弦心腹冷痛。左寸沉心内寒邪为痛，胸中寒饮胁疼；关沉伏寒在经，两胁刺痛，沉弦痃癖内痛；尺沉肾脏感寒，腰背冷痛，小便浊而频，男为精冷，女为血结；沉而细，胫痠阴痒，溺有余沥。右寸沉肺冷寒痰停蓄，虚喘少气，沉而紧滑咳嗽，沉细而滑，骨蒸寒热，皮毛焦干；关沉胃中寒积，中满吞酸，沉紧悬饮；尺沉病水，腰脚疼，沉细下利，又为小便滑，脐下冷痛。

迟，不及也。以至数言之，呼吸之间，脉仅三至，减于平脉一至也。为阴盛阳亏之候，为寒，为不足。浮而迟，表有寒；沉而迟，里有寒。居寸为气不足，居尺为血不足。气寒则缩，血寒则凝也。左寸迟心上寒，精神多惨；关迟筋寒急，手足冷，胁下痛；尺迟肾虚便浊，女人不月。右寸迟肺感寒，冷痰气短；关迟中焦寒及脾胃伤冷物，不食，沉迟为积；尺迟为脏寒泄泻，少腹冷痛，腰脚重。

数，太过也。一息六至，过平脉两至也。为烦满。上为头疼，上热；中为脾热口臭、胃烦、呕逆；右为颊热、目赤；左下为小便黄赤、大便秘涩。浮数表有热，沉数里有热。

虚，不实也。散大而软，举按豁然，不能自固，气血俱虚之诊也。为暑，为虚烦多汗，为恍惚多惊，为小儿惊风。

实，不虚也。按举不绝，逼逼而长，动而有力，不疾不迟。为三焦气满之候，为呕，为痛，为气塞，为食积，为气聚，为痢，为伏阳在内。左寸实心中积热，口舌疮，咽痛，实大头面热风，烦躁体疼，面赤；关实腹胁痛，满实而浮大肝盛，目暗赤痛；尺实少腹痛，小便涩，实而滑淋沥、茎痛、溺赤，实大膀胱热溺难，实而紧腰痛。右寸实胸中热，痰嗽烦满，实而浮肺热，咽燥痛，喘咳气壅；关实伏阳蒸内，脾虚食少，胃气滞，实而浮脾热消中，善饥，口干，劳倦；尺实脐下痛，便难，或时下痢。

洪，大而实也。举按有余，来至大而去且长，腾上

105

满指。为荣络大热，血气燔灼之候，为表里皆热，为烦，为咽干，为大小便不通。左寸洪心经积热，眼赤，口疮，头痛，内烦；关洪肝热及身痛，四肢浮热；尺洪膀胱热，小便赤涩。右寸洪肺热毛焦，唾粘咽干，洪而紧喘急；关洪胃热，反胃，呕吐，口干，洪而紧为胀；尺洪腹满，大便难，或下血。

微，不显也。依稀轻细，若有若无。为血气俱虚之候，为虚弱，为泄，为虚汗，为崩漏败血不止，为少气。浮而微者，阳不足，必身恶寒；沉而微者，阴不足，主脏寒下利。左寸微心虚忧惕，荣血不足；关微四肢恶寒拘急；尺微败血不止，男为伤精尿血，女为崩带。右寸微上焦寒痞，冷痰不化，中寒少气；关微胃寒气胀，食不化，脾虚噫气，心腹冷痛；尺微脏寒泄泻，脐下冷痛。

弦，按之不移，举之应手，端直如丝弦。为血气收敛，为阳中伏阴，或经络间为寒所入，为痛，为疟，为拘急，为寒热，为血虚盗汗，为寒凝气结，为冷痹，为疝，为饮，为劳倦。弦数为劳疟，双弦胁急痛，弦长为积。左寸弦头疼，心惕，劳伤，盗汗，乏力；关弦胁肋痛，痃癖，弦紧为疝瘕，为瘀血，弦小寒癖；尺弦少腹痛，弦滑腰脚痛。右寸弦肺受寒咳嗽，胸中有寒痰；关弦脾胃伤冷，宿食不化，心腹冷痛，又为饮；尺弦脐下急痛不安，下焦停水。

缓，不逮也。往来迂缓，呼吸徐徐，以气血向衰，故脉体为之徐缓尔。为风，为虚，为痹，为弱，为痛。在上为项强，在下为脚弱。浮缓为风，沉缓血气虚。左寸缓心气不足，怔忡多忘，亦主项背急痛；关缓风虚眩晕，腹胁气结；尺缓肾虚冷，小便数，女人月事多。右寸缓肺气浮，言语气短；关缓胃弱气虚，浮缓脾气虚弱，不沉不浮从容和缓，乃脾家本脉也；尺缓下寒脚弱，风气秘滞，浮缓肠风泄泻，沉缓小腹感冷。

滑，不涩也。往来流利，如珠走盘，不进不退，为血实气塞之候，盖血不胜于气也。为呕吐，为痰逆，为宿食，为经闭。滑而不断经不闭，其断者经闭。上为吐逆，下为气结，滑数为结热。左寸滑心热，滑而实大心惊舌强；关滑肝热，头目为患；尺滑小便淋沥，尿赤，茎中痛。右寸滑痰饮呕逆，滑而实肺热毛发焦，膈壅咽干，痰嗽，头目昏，涕唾粘；关滑脾热口臭及宿食不化吐逆，滑实胃热；尺滑因相火炎而引饮多，脐冷腹鸣，或时下利，妇人主血实气壅，月事不通，若和滑为孕。

涩，不滑也。虚细而迟，往来极难，参伍不调，如雨沾沙，如轻刀刮竹然。为气多血少之候，为少血，为亡汗，为血痹痛，为伤精，女人有孕为胎痛，无孕为败血病。左寸涩心神虚耗不安及冷气心痛；关涩肝虚血散，肋胀胁满身痛；尺涩男子伤精及疝，女人月事虚败，若有孕主胎漏。右寸涩荣卫不和，上焦冷痞，气短，臂痛；关涩脾弱不食，胃冷而呕；尺涩大便涩，津液不足，小腹寒，足胫逆冷。《经》云：滑者伤热，涩者中雾露金革。

长，不短也。指下有余，而过于本位，气血皆有余也。为阳毒内蕴，三焦烦郁，为壮热。

短，不长也。两头无中间有，不及本位，气不足以前导其血也。为阴中伏阳，为三焦气壅，为宿食不消。

大，不小也。浮取之若洪而浮，沉取之大而无力。为血虚气不能相入也。《经》曰：大则病进。

小，不大也。浮沉取之悉皆损小。在阳为阳不足，在阴为阴不足。前大后小，则头疼、目眩；前小后大，则胸满、短气。

紧，有力而不缓也。其来劲急，按之长，举之若牵绳转索之状。为邪风激搏，伏于荣卫之间，为痛，为寒。浮紧为伤寒身疼；沉紧为腹中有寒，为风痫。左寸紧头热目痛项强，紧而沉心中气逆冷痛；关紧心腹满痛，胁痛肋急，紧而盛伤寒浑身痛，紧而实疢癖；尺紧腰脚脐下痛，小便难。右寸紧鼻塞膈壅，紧而沉滑肺实咳嗽；关紧腹痛吐逆，紧盛腹胀伤食；尺紧下焦筑痛。

弱，不盛也。极沉细而软，快快不前，按之欲绝未绝，举之即无。由精气不足，故脉息痿弱而不振也。为元气亏耗，为痿弱不前，为痼冷，为哄热，为泄精，为虚汗。老得之顺，壮得之逆。左寸弱阳虚，心悸自汗；关弱筋痿无力，妇人主产后客风面肿；尺弱小便数，肾虚耳聋，骨肉酸痛。右寸弱身冷多寒，胸中短气；关弱脾胃虚食不化，尺弱下焦冷痛，大便滑。

动，其状如大豆厥厥动摇，寻之有，举之无；不往不来，不离其处，多于关部见之。动为痛，为惊，为虚劳体痛，为崩脱，为泄痢。阳动则汗出，阴动则发热。

伏，不见也。轻手取之绝不可见，重取之附着于骨。为阴阳潜伏关膈闭塞之候，为积聚，为癥疝，为食不消，为霍乱，为水气，为荣卫气闭而厥逆。关前得之为阳伏，关后得之为阴伏。左寸伏心气不足，神不守常，沉忧抑郁，关伏血冷，腰脚痛及胁下有寒气；尺伏肾寒精虚，疝瘕寒痛。右寸伏胸中气滞，寒痰冷积，关伏中脘积块作痛及脾有停滞，尺伏脐下冷痛，下焦虚寒，腹中痼冷。

促，阳脉之极也。脉来数，时一止复来者曰促。阳独盛而阴不能相和也，或怒逆上亦令脉促。促为气涌，为狂闷，为瘀血发狂，又为气，为血，为饮，为食，为痰。盖先以气热脉数五者，或一有留滞乎其间，则因之而为促。非恶脉也，虽然，加即死，退即生，亦可畏哉！

结，阴脉之极也。脉来缓，时一止复来者曰结。阴独盛而阳不能相入也。为癥结，为积聚，为七情所郁。浮结为寒邪滞经，沉结为积气在内，又为气，为血，为饮，为痰。盖先以气寒脉缓而五者，或一有留滞于其间，则因而为结。故张长沙谓结、促皆病脉。

芤，浮大而软，寻之中空傍实，傍有中无，诊在浮举重按之间，为失血之候。大抵气有余血不足，血不能统气，故虚而大若芤之状也。左寸芤主心血妄行，为吐为衄；关芤主胁间血气痛，或腹中瘀血，亦为吐血目暗；尺芤小便血，女人月事为病。右寸芤胸中积血，为衄，为呕；关芤肠痈瘀血及呕血不食；尺芤大便血。又云前大后细，脱血也，非芤而何？

革，沉伏实大，如按鼓皮曰革。气血虚寒，革易常度也。妇人则半产漏下，男子则亡血失精，又为中风、寒湿之诊。

濡，无力也。虚软无力，应手散细，如绵絮之浮水中，轻手乍来，重手却去。为气血俱不足之候，为少气，为无血，为疲损，为自汗，为下冷，为痹。左寸濡心虚易惊，盗汗，短气；关濡荣卫不和，精神离散，体虚少力；尺濡男为伤精，女为脱血，小便数，自汗多。右寸濡内热憎寒，气乏体虚；关濡脾软不化物，胃虚不进食；尺濡下元冷惫，肠虚泄泻。

牢，坚牢也。沉而有力，动而不移。为里实表虚，关中气促，为劳伤痿极。大抵其脉近乎无胃气者，故诸家皆为危殆之脉，云亦主骨间疼痛，气居于表。

疾，盛也。快于数为疾，呼吸之间脉七至，热极之脉也。在阳犹可，在阴为逆。

细，微妙也。指下寻之，往来微细知线。盖血冷气虚，不足以充故也。为元气不足，乏力无精，内外俱冷，痿弱洞泄，为忧劳过度，为伤湿，为积，为痛在内及在下。

代，更代也。动而中止，不能自还，因而复动，由是复止，寻之良久，乃复强起为代。主形容羸瘦，口不能言。若不因病而人羸瘦，其脉代止，是一脏无气，它脏代之，真危亡之兆也。若因病而气血骤损，以至元气不续，或风家、痛家脉见止代，只为病脉。故伤寒家亦有心悸而脉代者，腹心痛亦有结涩止代不匀者，勿以为凶。盖凡痛之脉，不可准也。又妊娠或有脉代者，此必三月余之胎也，亦无虑焉。

　　散，不聚也。有阳无阴，按之满指，散而不聚，来去不明，漫无根柢。为气血耗散，腑脏气绝。在病脉主虚阳不敛，又主心气不足，大抵非佳脉也。

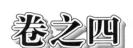

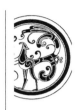

明医杂著

风　症

问：左手臂挛缩，不能伸举，手指拳缩，肩背重坠，有似筋牵引作痛，伸缩间骨节处筋作痛，左足大指、中指常欲反张难屈，左手指掌时常作麻，指缝近掌处但觉有物夹于其间，左足底近前高突处如肿硬急胀，摸之无形，步履时只多如一毡垫者，语言短涩，拜起头晕，口眼㖞斜，舌根痰缠，胸膈痰碍，咽中有痰核，左胁下有痰核，不时打寒噤，嚏喷、呵欠便牵动手足之病，左耳、左面、左体使手或粗衣摸擦，则皮肤痛，左腮、左项、左胁肋皆时常木而急，如有物粘贴其上，左体或头项或手足作痒，左眼时常泪流凝不干，左口角似宽纵，左面上似虫蚁游行，被风吹袭，左鼻孔清涕出，即打嚏喷等症。

答：大经小络贯串一身谓之脉。脉者，血之隧道也。血随气行，周流无停。筋者，周布四肢，百节络联而束缚之。此属肝木得血以养之，则和柔缓而不急。脉皆起于手足指端，故十二经皆以手足名之，而筋则无处无之。皮毛者，属肺，主外，而易于感冒。人身之血行于脉络，而外充于皮毛，渗透肌肉，滋养筋骨，故百体

112

和，运动无碍。若气滞则血滞，气逆则血逆，得热则瘀浊，得寒则凝泣，衰耗则运行不周，渗透不遍，而外邪易侵矣。津液者，血之余，行乎脉外，流通一身，如天之清露。若血浊气滞，则凝聚而为痰。痰乃津液之变，如天之露也。故云痰遍身上下无处不到，盖即津液之在周身者。津液生于脾胃，水谷所乘，浊则为痰，故痰生于脾土也。所以古人论中风偏枯、麻木、酸痛、不举诸症，以血虚、死血、痰饮为言，是论其致病之根源。至其得病，则必有所感触，或因风，或因寒，或因湿，或因酒，或因七情，或劳力、劳心，房劳汗出，因感风寒湿气，遂成此病。此血病、痰病为本，而外邪为标。其病中于皮毛、血脉、经络、肌肉、筋骨之间，而未入脏腑。故邪在皮毛、肌肉，则不知痛痒，麻木不仁，如有一物重贴于其上，或如虫游行，或洒洒寒慄，或肿胀，或自汗，遇热则或痒，遇阴虚则沉重酸痛；邪入血脉、经络，则手足、指掌、肩背、腰膝重硬不遂，难于屈伸举动，或走注疼痛。所陈诸症，皆外自皮毛以至筋骨之病。凡脉所经所络，筋所会所结，血气津液所行之处，皆凝滞郁遏不得流通而致然也，亦何必一一强度某病属某经、某病属某脏，而杂治之哉！若邪入脏腑，则为危病，而难于用药，东垣书论之明矣。《经》云：知其要者，一言而终；不知其要，流散无穷。此之谓也。

　　愚按《难经》曰：邪在气，气为是动；邪在血，血为所生病。《经》云：阳之气，以天地之疾风名之。此风非外来风邪，乃本气病也。故诸方多言皆由气体虚弱，荣卫失调，或七情过度，以致真气耗散，腠理不密，邪气乘虚而入及其中也。然左半体者，肝肾所居之地。肝主筋，肾主骨，肝藏血，肾藏精。精血枯槁，不能滋养，故筋骨偏废而不用也。河间曰：风病多因热甚。俗云风者，言末而忘其本也。《经》云：汗出偏沮，使人偏枯。如树木一枝津液不到，则此枝枯槁，被风所害。由此观之，实因肝肾二经，精血枯槁之所致也。前症云云，亦当察其形症，审其兼变而治之，尤不可泥执于风。《经》曰：三阴三阳发病为偏枯痿易，四肢不举，亦未尝必指于风也。其真中者，当辨其中脏中腑而治之。眼瞀者，中于肝；舌不能言者，中于心；唇缓、便秘者，中于脾；鼻塞者，中于肺；耳聋者，中于肾。此五者病深，多为难治。中血脉者，外无六经之形症，内无便溺之阻隔，肢不能举，口不能言，用大秦艽汤主之。中腑者，多兼中脏。如左关脉浮弦，面目青，左胁偏痛，筋脉拘急，目瞤，头目眩，手足不收，坐踞不得，此中胆兼中肝也，用犀角散之类。如左寸脉浮洪，面赤，汗多，恶风，心神颠倒，言语謇涩，舌强，口干，忪悸恍惚，此中小肠兼中心也，用麻黄散之类。如右关脉浮缓或浮大，面唇黄，汗多，恶风，口㖞，语涩，身重，怠惰嗜卧，肌肤不仁，皮肉瞤动，腹胀不食，此中胃兼中脾也，用防风散之类。如右寸脉浮涩而短，必鼻流清涕，多喘，胸中冒闷，短气，自汗，声嘶，四肢痿弱，此中大肠兼中肺也，用五味子汤之类。如左尺脉浮滑，面目黧黑，腰脊痛引小腹，不能俯仰，两耳虚鸣，骨节疼痛，足痿，善恐，此中膀胱兼中肾也，用独活散之类。此皆言真中风之症治也。其间亦有气血之分焉。气虚而中者，右手足不仁，用六君子汤加钩藤、姜汁、竹沥；血虚而中者，左手足不仁，用四物汤加钩藤、竹沥、姜汁；气血俱虚而中者，左右手足皆不仁，用八珍汤加钩藤、姜汁、竹沥。

其与中风相类者，不可不别。如中于寒，谓冬月卒中寒气，昏冒，口噤，肢挛，恶寒，脉浮紧，用麻黄、桂枝、理中汤之类。中于暑，谓夏月卒冒炎暑，昏冒，痿厥，吐泻，喘满，用十味香薷饮之类。中于湿，丹溪所谓因湿土生痰，痰生热，热生风也，用清燥汤之类加竹沥、姜汁。因于火者，河间谓五志过极，火盛水衰，热气怫郁，昏冒而卒仆也，用六味丸、四君子汤、独参汤之类。内有患怒伤肝，阴火上炎者，用小柴胡汤之类。中于气者，由七情过极，气厥昏冒，或牙关紧急，用苏合香丸之类。食厥者，过于饮食，胃气不能运行，故昏冒也，用六君子加木香。劳伤者，过于劳役，耗损元气，脾胃虚衰，不任风寒，故昏冒也，用补中益气汤。房劳者，因肾虚耗，气不归源，故昏冒也，用六味丸。此皆类于中风者也。

夫中风者，《内经》主于风，此真中风也。若河间主于火，东垣主于气，丹溪主于湿，皆是因火因气因湿而为暴病、暴死之症。类中风而非真中风也。治者审之！

卒中昏愦，口眼㖞斜，痰气上涌，咽喉有声，六脉沉伏，此真气虚而风邪所乘，以三生饮一两，加人参一两，煎服即苏。若遗尿，手撒，口开，鼾睡，为不治，用前药亦有得生者。三生饮乃行经络、治寒痰之药，有斩关夺旗之功。每服必用人参两许，以祛其邪而补助真气，否则不惟无益，适足以取败矣。观先哲用芪附、参附等汤，其义可见。

大尹刘孟春，素有痰，两臂顽麻，两目流泪，服祛风化痰药，痰愈甚，臂反痛不能伸，手指俱挛。余曰：麻属气虚，误服前药，肝火炽盛，肝血干涸，筋无所养，虚而挛耳！当补脾肺，滋肾水，则风自息，热自退，痰自清。遂用六味地黄丸、补中益气汤，不三月而瘥。

一儒者，素勤苦，恶风寒，鼻流清涕，寒噤，喷嚏，属脾肺气虚，反服祛风之药，肢体麻倦，痰涎自出，殊类风症。余以为风剂耗散元气，阴火乘其土位，以补中益气汤加麦门、五味子治之而愈。

举人于尚之，素肾虚积劳，足痿不能步履，后舌瘖不能言，面色黧黑。余谓肾气虚寒，不能运及所发，用地黄饮子治之而愈。后不慎调摄而复作，或用牛黄清心丸之类，发热痰甚，诚似中风，用祛风化痰之类，小便秘涩，口舌干燥，仍用前饮及加减八味丸渐愈，又用补中益气汤而瘥。

一膏粱之人，素不慎起居，忽失音不能语，神思昏愦，痰涎上涌。余谓河间云：夫瘖属肾经虚寒，其气厥不至。《医学纲目》云：少阴气至则啮舌，少阳气至则啮颊。今失音，肾气不能上接清阳之气也。不信，仍用风药，后啮舌，始信余言。先用地黄饮子及六味地黄丸而愈。

仪部袁补之，患前症，不信余言，数服祛痰之剂，后啮舌而殁。

一男子，体肥善饮，舌本强，语涩，痰壅，口眼㖞斜，肢体不遂。余谓脾虚湿热痰涎所致，用六君子、煨干葛、山栀、神曲而愈。

外舅年六十余，素善饮，两臂作痛。余曰：此脾虚有湿也。不信，恪服祛风治痰之药，更加麻木，发热，体软，痰壅，腿膝拘痛，口噤语涩，头目晕重，口角宽纵，痰涎流出，两月后遍身如虫行，搔起白屑，始信。余曰：臂麻体软，脾无用也；痰涎涌出，脾不能摄也；口斜语涩，脾气伤也；头目晕重，脾气不升也；痒起白屑，脾气不能营也。遂用补中益气汤加神曲、半夏、茯苓，三十余剂诸症悉愈。又用参术膏而痊。

一男子，元气素弱，或头目眩晕，或肢体倦热，仲夏因劳役，饮食不时，两手麻木，肢体倦怠。余以为暑热伤元气，用人参益气汤而愈。

一男子，卒中，口眼㖞斜，言语不出，恶见风寒，四肢拘急，脉浮而紧。此属脾胃受症，故舌本强而不能言，用秦艽升麻汤治之稍愈，乃以补中益气汤加山栀治之而痊。

一妇人，怀抱郁结，筋挛骨痛，喉间似有一核，服乌药顺气等药，口眼歪斜，臂难伸举，痰涎愈多，内热晡热，食少，体倦。余以郁火伤脾，血燥生风，用加味归脾汤加丹皮、山栀二十余剂，形体渐健，饮食渐加；又用加味逍遥散十余剂，痰热少退，喉核少消，更用升阳益胃汤数剂，诸症渐愈，但臂不能伸，此肝经血少而筋挛耳，用地黄丸而愈。

一产妇，两手麻木，服愈风丹、天麻丸，遍身皆麻，神思倦怠，晡热作渴，自汗盗汗。余谓气血俱虚，用十全大补汤数剂，诸症悉退，又数剂而痊愈，但内热，用加味逍遥散而痊。

一产妇，筋挛臂软，肌肉抽掣，皆属气血虚，用十全大补汤而痊。

问：两腿自膝以下，或时内热，或骨中觉热，或有一点酸痛热者何？

答：此血热也。但是风病，其血必热；惟其血热，故风寒之气一袭之，则外寒束内热而为痛。丹溪论痛风，谓血热得寒，污浊凝滞，所以作痛。遇夜痛甚，行于阴也；遇风雨阴寒痛甚，寒湿胜也。又风病必血燥，风木生火，故血热而燥。

愚按前论最为切当。临川陈先生云：医风先医血，血行风自灭。盖肝藏血而主风，又肝气为阳为火，肝血为阴为水。若肝火旺则肝血必虚，故凡风病多因肝经风火为患，当推五脏相胜相生，以益其血。《经》云：肾藏精而主骨，故肾虚者则骨中热，或涌泉穴，或两胫、两足内热，多患骨痿，以致不起，属足三阴亏损之虚热耳！滋其化源，庶可保其生也。

金宪高如斋，两腿逸则筋缓痿软而无力，劳则作痛如针刺，脉洪数而有力。余曰：此肾肝阴虚火之象也，用六味地黄丸而愈。

知州韩廷仪，先患风症，用疏风、化痰、养血之药而痊。其腿膝骨内发热作痛，服十味固本丸、天麻丸益甚，两尺脉数而无力。余以为肾水虚不能生肝木，虚火内动而作，非风邪所致也。不信，又服羌活愈风丹之类，四肢痿软，遍身麻木，痰涎上涌，神思不清。余曰：皆脾气亏损，不能营养周身，又不能摄涎归源。先用六君子加芎、归、木香数剂，壮其脾气以摄涎归源；又以八珍汤数剂，以助五脏生化之气，以荣养周身，而诸证渐愈。乃朝以补中益气汤培养脾肺，夕以六味地黄丸滋补肝肾，如此三月余而安。

一妇人，因怒患痰厥而苏，左手臂不能伸，手指麻木，口喝眼斜，痰气上攻，两腿骨热，或骨中酸痛，服乌药顺气散之类，诸症益甚，不时昏愦，更加内热晡热。余以为肝经血虚，内热生风，前药复耗肝血，虚火炽盛而益甚也。先以柴胡栀子散，调养肝经气血；数日后用八珍汤加钩藤散，诸症稍愈；又用加减八味丸料，少加酒炒黄柏、知母黑色者数剂，诸证顿退。乃服八珍汤、柴胡栀子散，半载而痊。后劳役即有复作之意，服柴胡栀子散随安。

问：有医教以四物汤、二陈汤间服，后惑于南星、半夏不可轻服之言，二陈通不入口，专用四物，而痰药亦少用，枳术丸可专服否？

答：此少差耳。用血药而无行痰、开经络、达肌表之药以佐之，血药属阴，性颇凝滞，焉能流通经络、驱逐病邪以成功也！故古人以乌头为半身不遂行经络者此也。盖风疾原于血虚血热挟火与痰，经络肌表之间病根在矣。后因感冒凉风寒气，或因过饮助痰火，或因恼怒逆肝气，遂成半身不遂之症。世谓之风病，其病成于肌表、皮毛、筋骨、经络之间，未入五脏六腑，故治之亦兼在外，而不专于内。若只用四物汤，是专补内也。此病之痰亦在经络，若只用枳术丸，是亦专治内也。须补养其内以固本，攻治其外以去邪，斯为可耳！

愚按前症若因肾虚阴火而肝燥者，宜用六味地黄丸生肾水滋肝血；若因怒动肝火而血耗者，用四物加柴、栀、丹皮、茯苓以清肝火生肝血；若因脾经郁结而血耗者，用归脾、四物二汤以补脾气生肝血；若脾气虚而痰滞者，用二陈加白术、柴胡健脾气以化痰；若因脾虚湿而风痰不利者，用二陈加南星、苍术、防风胜湿以化痰；脾经湿而为痰者，用二陈加白术、防风；脾气郁而滞者，用归脾汤加柴胡、半夏；肾经败液而为痰者，用六味丸。

顾宪幕，年六十，不慎饮食起居，左半身手足不遂，汗出痰壅，或用参、芪之类，汗止，神清，左腿自膝至足指仍旧肿坠，痰多，作痛，肝、肾、脾脉洪大而数，重按则软涩。余以为足三阴虚。朝用补中益气汤加黄柏、知母数剂，诸症悉退，但自弛守禁，不能痊愈。

靳阁老夫人，先胸胁胀痛，后四肢不收，自汗如水，小便自遗，大便不实，口紧，目瞤，饮食颇进，十余日，或以为中脏，公甚忧。余曰：非也。若风既中脏，真气既脱，恶症既见，祸在反掌，焉能延之？乃候其色，面目俱赤而或青；诊其脉，左三部洪数，惟肝尤甚。余曰：胸乳胀痛，肝经血虚，肝气否塞也；四肢不收，肝经血虚，不能养筋也；自汗不止，肝经风热，津液妄泄也；小便自遗，肝经热甚，阴挺失职也；大便不实，肝木炽盛克脾土也。遂用犀角散，四剂诸症顿愈；

又用加味逍遥散，调理而安。后因郁怒，前症复作，兼发热，呕吐，饮食少思，月经不止，此木盛克土，而脾不能摄血也。用加味归脾汤为主，佐以逍遥散，调补肝脾之气、清和肝脾之血而愈。后每遇怒或睡中手足搐搦，复用前药即愈。

大参朱云溪母，于九月内忽仆地，痰昧不省，唇口㖞斜，左目紧小，或用治痰调血之剂，其势稍缓。至次年四月初，其病复作，仍进前药，势亦渐缓。至六月终，病乃大作，小便自遗，或谓风中于脏，以为不治。余诊之，左关弦洪而数，此属肝火血燥也。遂用六味丸加五味、麦冬、芎、归，一剂而饮食顿进，小便自调。随用补中益气加茯苓、山栀、钩藤，丹皮而安。至十月复以伤食，腹痛作泻，左目仍小，两关尺脉弦洪鼓指。余以六君加木香、吴茱、升麻、柴胡，一剂而痛泄俱缓；复以六君加肉果、补脂，一剂诸脉顿平，痛泄俱止。余谓左关弦洪，由肝火血燥，故左目紧小。右关弦洪，由肝邪乘脾，故唇口歪斜，腹痛作泻。二尺鼓指，由元气下陷。设以目紧、口㖞误作风中，投以风药，以腹痛、泄泻误作积滞，投以峻剂，复耗元气，为害甚矣。后卧火箱，热蒸太过，致痰喘，误服寒凉之剂益甚。后请诊，辞不治，果殁。

一妇人因怒仆地，语言謇涩，口眼㖞斜，四肢拘急，汗出，遗尿，六脉洪大，肝脉尤甚。皆由肝火炽盛，肝主小便，因热甚而自遗也。用加味逍遥散加钩藤及六味丸，寻愈。

一老妇，两臂不遂，语言謇涩，服祛风之药，反致筋挛骨痛。余谓此肝火、血虚所致。用八珍汤补气血，用地黄丸补肾水，佐以排风汤，年余而愈。

一妇人，经行口眼歪斜，痰涎上涌。此血虚而肝火动，用加味逍遥散加牡丹皮治之寻愈。后因饮食停滞，口吐痰涎。此脾气虚而不归经也，用六君子二十余剂而安。

一妇人，因怒口眼歪斜，痰涎上涌，口噤发搐。此脾肺气虚而肝木旺，用六君子加木香、钩藤钩、柴胡治之渐愈，又用加味归脾汤调理而安。

一产妇，勤于女工，忽仆地，牙关紧急，痰喘气粗，四肢不遂。此气血虚而发痉，朝用补中益气汤加茯苓、半夏，夕用八珍汤加半夏，各三十余剂，不应。此虚之未复，药力之未及也，仍用前二汤，各五十余剂，寻愈。

一妇人，素有内热，月经不调，经行后四肢不能伸舒，卧床半载。或用风湿痰火之剂，不效，其脉浮缓，按之则涩，名曰痿症，属风寒所乘。用加味逍遥散加肉桂、防风，四剂顿愈；更以八珍汤，调理两月余而瘥。

一妇人，素经水过期，因劳怒四肢不能屈曲，名曰痉症，此血虚而风热所乘。先用八珍汤加钩藤、柴胡，渐愈，更佐以加味逍遥散调理而痊。

一妇人，四肢挛屈烦痛，自汗，小便短少，畏见风寒，脉浮弦缓，此气血虚而风寒湿热相搏。先用东垣清燥汤渐愈，再用加味逍遥散及八珍汤加牡丹皮而痊。

一妇人，素有痰火，忽然昏愦，痰疾抽搐，善伸，数欠，四肢筋挛，痰涎上升。此肺金燥甚，血液衰少而然也。用清燥汤、六味丸兼服，寻愈。

一妇人，肢节作痛，不能转侧，恶见风寒，自汗盗汗，小便短少，虽夏亦不去衣，其脉浮紧。此风寒客于太阳经。用甘草附子汤一剂而瘥。

一妇人，因怒发搐，呕吐痰涎，口噤，昏愦，气口脉大于人迎。此气滞而食厥。用平胃散加茯苓、半夏、木香治之而苏，更以六君子加木香渐愈，乃去木香，又二十余剂而痊。

问：或谓二陈汤、南星、半夏一切燥药，止能治痰饮、湿痰，其于阴虚火动之痰，殊无相干，且与补阴药相反。

答：阴虚火动之痰，不宜用南星、半夏，若中风偏枯麻木症之痰，必用南星、半夏也。盖其感病在肌表、经络、筋骨之间耳！

愚按丹溪先生云：痰病之原，有因热而生痰者，亦有因痰而生热者，有因风、寒、暑、湿而得者，有因惊而得者，有因气而得者，有因食积而得者，有脾虚不能运化而生者。若热病则多烦热，风痰多成瘫痪奇症，冷痰多成骨痹，湿痰多怠惰软弱，惊痰多成心痛、癫疾，饮痰多胁痛、臂痛，食积痰多成癖块痞满，其为病种种难名。窃谓前症若因肾水虚弱，阴亏难降，使邪水上溢，故多痰唾，宜滋其化源，其痰自消。若因肝木侮脾土，而风痰壅滞者，先用南星、半夏清其痰，后用六君子之类调胃气，痰自不生。若概用风药耗其阳气，而绝阴血之源，适足以成其风，益其病也。

冢宰刘紫岩，因劳下体软痛，发热痰盛，用清燥汤入竹沥、姜汁，服之热痛减半，再剂而痊愈。

庠生陈时用，素勤苦，复因劳怒，口斜痰甚，脉滑数而软。余谓劳伤中气，怒伤肝火。用补中益气汤加山栀、茯苓、半夏曲、桔梗，数剂而愈。

锦衣杨永兴，筋骨软痛，气粗痰盛，作渴喜水。或用愈风汤、天麻丸，更加痰甚体麻。余以为脾肾俱虚，用补中益气汤、加减八味丸，三月余而痊。

陶天爵妾媵素多，时患头晕痰甚，劳则肢体痿软，筋骨作痛，殊类风症。余以为肾虚不能纳气归源，用加减八味丸而痊。后因房劳气恼，头晕项强，耳下作痛，此肝火之症。仍用前药滋肾水、生肝血、制风火而愈。

问：倒仓吐痰，不尽病根，痰又甚作，胸膈之上、咽喉之下居多，夜间更为所苦，吐甚难出。后服萝菔子，欲吐之，因空腹，遂入大肠作痢。

答：病在肠胃者宜用之。肠胃如仓，《格致余论》说明"倒仓"二字，宜玩。仓中有陈腐败谷，须倒之。肠胃中有痰血积滞，须涤荡之。牛肉属坤土，本补脾胃之物，非吐下药也。特饮之过多，满而致吐下耳！此借补以为泻，故病去之后，胃得补而气发生，乃巧法也。若病不属肠胃者，岂可轻用？古人治风，初病时，痰涎壅塞胸膈，阻碍经络，药无所施，故先吐去其痰，方可施法。今既倒仓之后，岂可复行吐下哉！吐下之后，再行吐而行下，是虚虚也。痰久积在胸膈肠胃者，固宜吐下之，但痰日逐生，岂倒仓可尽其根！但恐倒仓之后，胃虚而痰易生，故丹溪先生云，宜补中气以运痰也。又皮肤经络隧道之间，俱为邪所客，而阻滞少通，则津液行于其间者，亦聚而为痰，于是日逐饮食入胃，所生之津液不得流散，而化为痰饮，聚于胸膈，上升于咽喉，宜其多也。此亦因外而伤内。

愚按前症若因脾气亏损，痰客中焦，闭塞清道，以致四肢百骸发为诸病者，理宜壮脾气为主，兼佐以治痰，则中气健而痰涎自化；若倒仓之后，而痰反甚，此脾气愈虚，则津液反为痰者，理宜补中益气，非参、术、二陈之类不能治，最忌行气化痰及倒仓之法。

州判蒋大用，年五十，形体魁梧，中满吐痰，劳则头晕，所服皆清痰理气。余曰：中满者，脾气亏损也；痰盛者，脾气不能运也；头晕者，脾气不能升也；指麻者，脾气虚而不能周也。遂以补中益气加茯苓、半夏以补脾土，八味丸以补脾母而愈。《乾坤生意方》云：凡人手指麻软，三年后有中风之疾，可服搜风顺气丸、天麻丸、秦艽汤之类以预防之。彼惑此而恪服之，以致大便不禁，饮食不进而殁。窃谓预防之理当养气血、节饮食、戒七情、远帏幕，若服前药以为预防，适所以反招风而取中也。

秀才刘允功，形体魁梧，素不慎酒色，因劳怒气，头晕仆地，痰涎上涌，手足麻痹，时或面赤，口干引饮，六脉洪而无力甚数。余曰：肺主气，肾藏气。今肾虚不能纳气归源，阳独居上，故作头晕；又不能摄水归源，饮停于中，故化而为痰。阳气虚热而麻痹，虚火上炎而作渴。当滋化源，用补中益气合六味地黄丸料，一服而愈。后劳役或入房即作，用前药随愈。

问：自倒仓后，常觉口中痰甚而有热，颇易饥，有痰，常少用石膏泻之稍可。

答：倒仓后胃虚，不可用石膏。脾胃阴血虚则阳火旺，火能消食，故易饥。暂用石膏泻胃火，故觉效，然非正法。只以白术补脾，而用白芍药生血，甘草缓中泻火，陈皮、茯苓行痰，则王道之治也。

愚按倒仓之后而火反旺者，乃脾胃虚寒之假症也，设认为实热则误矣。东垣先生《脾胃论》言之最详。若人气高而喘，身热而烦，或扬手掷足，口中痰甚者，属中气虚弱而变症也，宜用补中益气汤；若人形怯气弱，畏恶风寒，或肢体蜷挛而痰上涌者，属脾气虚弱而不能摄涎也，宜用六君子汤；若兼口角流涎者，属脾气虚寒而不能主涎也，用张氏温脾散。如不应，急用六君子加附子；若因命门火衰不能生脾土者，急用八味丸。若人素肾虚发热，或肾虚有痰者，兼以六味丸料。若人素阳虚恶寒，或肾虚有痰者，兼以八味丸料。

一儒者，脾肾素虚而有痰，或用导痰之法，痰甚，作渴，头晕，烦热。余谓中气虚弱而变症，用补中益气汤而愈。后劳役发热、头晕，此气虚不能上升也，用前汤加蔓荆子而愈。后又劳神，畏见风寒，四肢逆冷，口沃痰涎。余以为脾气虚寒之真病，以六君子加炮姜、肉桂而愈。

一男子，素肾虚而咳痰，亦用导痰之法，虚症悉具，痰涎上涌，小便频数。余谓足三阴虚而复损也。朝用补养脾气汤，培养脾肺之气；夕用六味丸加五味子，收敛耗散之精而愈。

问：自倒仓后，行动颇觉眩晕作痰，每晕必于劳役后方作，又平日大便常不结实，近亦结燥。

答：倒仓非正对病症，故诸风病未见退，而痰多、便结、头眩、眼花，皆吐下后元气虚故也。倒仓大肠亡阳，故结燥。黄连苦寒性燥，苦能燥湿，寒能去热。黄连能实大肠，平日大便常不实者，乃肠胃中有湿热，因服黄连，亦见结实。

愚按倒仓之后，胃气受伤，元气亏损，不能化生阴精，而虚火内作，以致前症也，当甘补之。《经》曰：土位之主，其泻以苦，其补以甘是也。盖头晕眼花，胃气不能上升也；大便不实，脾虚不能约制也；大便结燥者，血虚不能濡润也。《经》云：肾主大便。又云：肾主五液。若肾气调和，津液滋润，则大便自然通调矣。凡此皆宜实脾土，补肺金，诸病自愈。若因大肠火燥而大便秘结者，宜用六味地黄丸。若因脾胃虚弱而大便不实，用六君、炮姜。若因脾肾虚弱而大便不实者，须用四神丸、补中益气汤。

大尹陈克明，导痰后痰益多，大便不实，喜极热饮食，手足逆冷。余谓命门火衰而脾肺虚寒，不能摄涎归源。用八味丸而寻愈。

进士张禹功，饮食停滞，胸满唾痰，或用药导之，痰涎上涌，眩晕，热渴，大便秘结，喜冷饮食，手足发热。余谓肾水虚弱，津液难降，败液为痰，用六味丸而愈。

问：近有欲为温针者，乃楚人法。其法针于穴，以香白芷作圆饼套针上，以艾针温之，多取效。

答：古者针则不灸，灸则不针，未有针而加灸者，此后人俗法也。此法行于山野贫贱之人，经络受风寒致病者，或有效，只是温经通气而已，于血于痰无预也。古针法妙甚，但今无传，恐不得精高之人，误用之，则危拙出顷刻，惟灸得穴，有益无害，日后宜行之。

愚按针灸之法，各有所宜，亦各有所禁。《经》曰：形气不足，病气不足，此阴阳俱不足也，不可刺之，刺之则重不足，重不足则阴阳俱竭，血气皆尽，五脏空虚，筋骨髓枯，老者绝灭，壮者不复矣。东垣曰：脉浮数而发热，咽干，面赤，时渴者，皆热在外也，不可灸，灸之灾害立生。由此观之，所禁所宜，不可不慎。温针之法，尤为乖谬，若用之于寒气之肿、八风之邪，其庶几乎！

问：酒饮数杯，则手足和软，如无病者，医劝煮酒药服之何如？

答：酒温行气活血，故饮少觉好。但湿热之味生痰助火，实能增病。又此等病多有因酒后毛窍开、气血热，因为寒风凉气所袭而成，惟五加皮一味浸酒，日逐服数杯，于此病有益。诸药浸酒，惟五加皮与酒相合，且味美。煮酒时入五加皮于内，泥之满月后可服。

愚按前方祛风活血之药，如不应，当求其本而治之。

此病治法，活血行痰，开经络，通腠理，内固根本，外散病邪。但今倒仓之后，中气未复，宜补中气、理痰为重为先，人参亦可用也。近日之药，重在理脾理痰。故今服四物汤虽多而不应，盖血药阴寒凝滞，且下行，故损胃气。胃气者，上升之清气也。又春宜升，而久服降药，逆天时矣。故云中气虚而痰易生也。

愚按《经》云：邪之所凑，其气必虚。留而不去，其病为实。若人脾胃充实，营气健旺，经隧流行，而邪自无所容。今倒仓之后，脾气愈虚，法当补中益气，则中气清和而痰自化。若因脾土虚寒，或命门火衰者，须用八味丸。若因肾气亏损，水泛为痰，或头晕，口干者，用六味丸。

一妇人，元气素虚，劳则体麻、发热，痰气上攻。或用乌药顺气散、祛风化痰丸之类。肢体痿软，痰涎自出，面色痿黄，形体倦怠，而脾肺二脉虚甚，此虚而类风也。朝用补中益气汤，夕用十全大补汤，渐愈，又用加味归脾汤调理，寻愈。

一妇人，素性急，患肝风之症，常服搜风顺气丸、秦艽汤之类。后大怒吐血，唇口牵紧，小便频数，或时自乏。余以为肝火旺而血妄行，遂用小柴胡汤加山栀、牡丹皮，渐愈。后大怒吐血，误服降火、祛风、化痰之剂，大便频数，胸满，少食；用清气化痰之剂，呕而不食，头晕，口干，不时吐痰；用导痰、降火之类，痰出如涌，四肢常冷。余曰：呕而不食，头晕，口干，胃气不能升也；痰出如涌，脾气不能摄涎也；四肢逆冷，脾气不能运行也。用补中益气汤加茯苓、半夏治之，诸症渐愈，又用加味归脾汤兼服而安。

鸿胪王继之室，素有痫症，遇劳役及怒气则发，良久自省。一日因饮食后劳役失宜，发而半日方省，不能言语。或以为风中于脏，用祛风、化痰、顺气之剂及牛黄清心丸，病益甚，六脉浮大，两寸虚而不及本部，且进饮食。余曰：此脾胃之气伤也，若风中于脏，祸在反掌。彼不信，仍用风药，后果卒。

常避凉风寒露雾湿气，身热，四肢汗出，或脱衣去靴袜之时，莫当风取凉，最易感也。恼怒尤忌之，酒后忌当风见凉，脱巾袜后，便用手多磨擦，令毛窍闭。此等病，寒月固怕寒风，暑月外热，毛窍开尤易感也。

日后若灸火，只灸手足上穴。治风症者，手上如肩髃、曲池、合谷等是也。口歪斜，可灸颊车、承浆。口面上艾炷须小，手足上则可粗也。灸火须自上灸下，不可先灸下后灸上。

愚治一妇人，口眼歪斜，四肢拘急，痰涎不利，而恶风寒，其脉浮紧。此风寒客于手足阳明二经，先用省风汤二剂，后用秦艽升麻汤而愈。

一妇人，体肥胖，头目眩晕，肢体麻木，腿足痿软，自汗，声重，其脉滑数，按之沉缓。此湿热乘虚脾气下流于肾肝之部也。用清燥汤、羌活汤渐愈，更佐以加味逍遥散痊愈。

面上木处，可将桂枝为末，用牛皮胶和少水化开调敷之，厚一二分。

愚按前症若属肺气虚弱者，补脾土。如不应，则补其土母。

脚底硬木处，可将牛皮胶熔化，入生姜真汁调和，仍入南星末五钱和匀，用厚纸摊贴二三分，乘半热裹贴脚底上，用温火烘之，此外治法也。胶和姜汁，方出《内经》，用治痹病。谓风、寒、湿三气合而成病，客于皮肤肌肉之间，不知痛痒，但不仁如木耳！后人治腰硬作痛及手足痹木而兼痛者，加入乳香、没药，或加羌活、南星末，用之多效。煎调要得法，则如膏药。在手足腰者，用热鞋底熨之。

愚按《经》云：风、寒、湿三气杂至，合而为痹。风气胜者为行痹；寒气胜者为痛痹；湿气胜者为著痹。丹溪先生云：大率因血虚受热，其血已自沸腾，或加之以涉水寒湿，热血得寒，污浊凝滞，不得运行，所以作痛。治以辛温，佐以辛凉，流散寒湿，开通郁结，血行气顺，无有不安。若因足三阴亏损，当补元气为主。

敷贴是治皮肤肌肉，针灸是治血脉经络，滋血是兼治筋骨，筋骨无血则不任矣。

瘫痪痿软之病，此是无血及兼痰火湿热耳。古人云：不可作风治，而用风药，谓小续命汤、西州续命汤、排风汤等药，如羌活、防风、麻黄、桂枝、乌头、细辛等剂，皆发散风邪，开通腠理之药。若误用之，阴血愈燥也。

愚按前症江南之人所致者，多属阴虚气虚，湿热相火。其瘫痪痿软，多属手足阳明等经阴虚湿热，治者审之。

拟 治 诸 方

治半身不遂，手足欠利，语言费力，呵欠，喷嚏，面木，口眼歪斜宽弛，头目眩晕，痰火炽盛，筋骨时痛，或头痛，心悸。

川芎一钱二分　当归　生地黄姜汁水炒　熟地黄　牛膝酒洗　橘红盐水洗　黄芩酒炒　酸枣仁炒，各八分　红

花酒洗　甘草炙，各四分　羌活　防风　柳桂各六分　南星制　半夏制　白芍药酒炒　白茯苓　天麻各一钱　白术一钱五分　黄柏酒炒，三分

上水煎，后入淡竹沥、姜汁二、三茶匙，侵晨服。

四物汤加红花、牛膝，共六钱二分，补血凉血活血。

二陈汤加南星、白术、黄芩，治湿痰、风痰、火痰。再加竹沥、姜汁，以行肌表经络之痰，共五钱九分。羌活、防风、天麻、柳桂，皆行经络肌表，辛温开发之剂，引送血药，流散邪滞。柳桂横行手臂，牛膝、黄柏行腰腿。

白术为君，佐以茯苓、甘草、白芍药、橘红、半夏，又以固脾胃之气血，以运行诸药输送各经。

酸枣仁佐川芎、当归、羌活，入肝治筋骨酸疼湿痹；又佐地黄、当归，入心治心虚振悸。

四物汤得羌活、防风、柳桂、南星、半夏为佐使，则经络肌表筋骨之血，皆补其虚而活其滞矣。

南星、半夏二味虽燥，共止二钱。羌活、防风、柳桂虽辛温，三味止一钱四分。通共三钱四分，温燥之药加于血药六钱二分之内，况又有黄芩、黄柏、甘草，苦寒、甘寒药共一钱五分，多寡悬绝焉，得燥吾之血耶？此正君臣佐使，分两多少之法。

痰之为物，遍身上下无处不到。故古人用二陈汤通治之，随其所在而用药引导之。今用天麻、南星、竹沥、姜汁导之入手足经，加以白术、黄芩降其膈上之火痰。

冬寒月，减黄芩二、三分，或加炮川乌二分。若用川乌，减桂，只用一、二分。风病减去，可去川乌、桂，减南星、羌活。若素有火，黄芩不必减。

羌活，风家要药。若寒凉月，重有感冒，可加至一钱。有汗而恶风，此真感风症也，可加桂枝六、七分，病减则减去之。川乌、桂枝、羌活、防风、南星等药，皆行经络、开发腠理之剂，故治风家必用之。风能燥，故必用滋血润燥药。邪既客于经络肌表之中，则津液不得流通；凝滞而为痰饮，故必用治痰。风也，血也，痰也，三者相因，但各有轻重先后之不同。或先因中风，则治风为重；或先因血虚、血热，则治血为重；或先因痰，则治痰为重。

愚按五脏之病，相乘伏匿，隐显莫测，参以徐用诚先生五脏治要，尤善。详见一卷或问仲景处方药品条内。

张仲景小续命汤，是论风也。刘、张、丹溪诸说，是论血与痰火也。要在随症推移消息之耳！

愚按前症多因饮食失节、起居失宜，亏损元气，腠理不致，外邪所侵，或劳伤元气，怒动肝火，皆属内因所致也，前药亦当审而用之。

太宜人，年七十五，遍身作痛，筋骨尤甚，不能伸屈，口干，目赤，头眩，痰涌，胸隔不利，小便赤涩而短少，夜间痰热殊甚，遍身作痒如虫行。此肝经气燥而风动也。用六味地黄丸料加山栀、柴胡治之而愈。

一男子，时疮愈后，遍身作痛，服愈风丹，半身不遂，痰涎上涌，夜间痛甚。余作风客淫气，治以地黄丸而愈。

一老妇，两臂不遂，语言蹇涩，服祛风之药，筋挛骨痛。此因风药亏损肝血，用八珍汤补气血，用地黄丸补肾水，乃佐以愈风丹而愈。

一妇人，因怒吐痰，胸满作痛，服二陈、四物、芩、连、枳壳之类。不应，更加祛风之剂，半身不遂，筋挛痿软，日晡益甚，内热，口干，形气殊倦。此足三阴亏损之症也。余用逍遥散、补中益气、六味地黄调治。喜其谨疾，年余诸症悉愈，形体康健。

倒仓后脾虚痰盛，宜先理中治痰，且将风药、血药减去，俟中气复，然后通用。

白术　白芍药各一钱半　陈皮八分　白茯苓　人参半夏姜制　瓜蒌仁各一钱　甘草炙　黄芩酒炒　枳实麸炒，各五分　香附米盐水炒　桔梗　麦门冬　麦芽炒，各七分　黄连姜炒，四分

上水煎。入竹沥三匙、姜汁三匙服。

若寒月觉胃中冷，易泄，加炒干姜一、二分。

愚按前云倒仓后，脾虚痰盛矣。然而方内芩、连、瓜蒌、枳实之类，苦寒泄气克滞之剂，虽兼六君子之调补，恐所益不偿所损。虽加干姜一二分，亦恐未能济其寒也。盖痰之为病，有因热而生痰者，亦有因痰而生热者，有因饮食积滞而得者，有因肾水亏损津液败浊而似痰者，有因肾水不足阴火上炎而生痰者，有因脾肺气虚不能摄涎而似痰者，能枚举，当各推所因而治之。然倒仓之后而痰反盛，必因中气复伤所致，故治痰用峻厉之剂而痰愈甚者，乃脾气愈伤，津液不能运化而然耳！前症当补脾胃调中气，则津液各归其所，而为元气矣。

倒仓后大便燥结，头晕、眼花未除，加当归身尾，桃仁去皮尖，各一钱，川芎五分，山药一钱。

愚按前方若因酒面炙煿致痰胶固，脾气无亏者，宜用之。若因肾气亏损，津液不足者，宜用六味丸；脾气虚弱者，宜用六君子汤；因中气虚者，宜用补中益气汤；肾气亏损，水泛上而为痰者，宜用六味丸；因脾肾虚寒，小水不调，肚腹膨胀者，宜用金匮肾气丸。

儒者王录之，素痰甚，导吐之后，大便燥结、头晕、眼花等症，尺脉浮大，按之则涩。此肾气虚而兼血虚也。四物送六味丸，四剂诸症悉退，仍用前丸月余而康。

佥宪高如斋，素唾痰，服下痰药，痰去甚多，大便秘结，小便频数，头晕眼花，尺脉浮大，按之如无。余谓肾家不能纳气归源，前药复耗金水而甚。用加减八味丸料煎服而愈。

儒者杨文魁，素唾痰，诸药不应，服牛黄清心丸吐痰甚多，或头晕，或热从胁起。左脉洪大有力，右脉浮大而无力。余曰：此足三阴亏损，虚火不能归源。用补中益气加麦门、味及加减八味丸，补其化源而愈。

秋官张碧崖，面赤作渴，痰盛，头晕。此肾虚水泛为痰，用地黄丸而愈。

仪制贺朝卿，吞酸，胸满，痰盛，作泻，饮食少思，用清气化痰等药，前症益甚，两膝渐肿，寒热往来。余谓脾胃虚，湿热下注。用补中益气，倍参、术，加茯苓、半夏、炮姜而愈。

余甥范允迪，咳嗽痰盛，胸腹不利，饮食少思，肢体倦怠，脉浮大，按之微弱，服二陈、枳壳等药愈盛。余曰：脾、肺、肾虚也。用补中益气、六味丸而愈。

一妇人，吐痰，发热，遍身作痛，小便频数，阴中作痒，日晡热甚。余曰：此肝脾血虚气滞而兼湿热也。用加味逍遥散加车前子而愈。

一妇人，怀抱不舒，腹胀，少寐，饮食素少，痰涎上涌，月经频来。余曰：脾统血而主涎，此郁闷伤脾，不能摄血制涎归源。用补中益气、济生归脾，二汤而愈。

专治痰，加味二陈汤。胃气复后，间服理痰。

橘红八分　半夏姜汁炒　白茯苓　白术各一钱二分　甘草炙　连翘　黄芩炒　前胡各五分　香附米盐水炒，七分　瓜蒌仁杵　桔梗各一钱　大麦芽炒，一钱

上水煎。入生姜汁三匙，竹沥两蚬壳，半饥温服。盖治痰药亦以脾胃为主。

愚按前方若因脾土太过，营气壅滞，宜用之。若因脾土不足，营气虚痞者，宜补中气为主；若因肝木乘脾土者，宜补脾土为主；脾土虚寒者，宜补命门火为主。

侍御谭希曾，喘咳吐痰，或手足时冷。此中气虚寒。用补中益气、炮姜而愈。

职坊卢抑斋，饮食素少，忽痰壅气喘，头摇目眨，扬手掷足，难以候脉，视其面色黄中见青。此肝木乘脾土，如小儿慢惊之症。先用六君、柴胡、升麻而安，更以补中益气加半夏而痊。

考功杨朴庵，呕吐痰涎，胸腹膨胀，饮食少思。左关脉弦长，按之无力；右关脉弦长，按之微弱，此木克

土。用六君子加柴胡、山栀、木香而愈。

一儒者，体肥，仲夏患痰喘。用二陈、芩、连、桔梗，痰喘益甚。加桑皮、杏仁、瓜蒌，盗汗，气促。加贝母、枳壳，不时发热，饮食渐减。脉大而无力。余以为脾肺虚寒。用八味地黄丸以补土母，用补中益气汤以接中气而愈。

一妇人，早间吐痰甚多，夜间喘急、不寐。夫早间多痰，乃脾虚饮食所化。夜间喘急，乃肺虚阴火上冲。用补中益气加麦门、五味而愈。

加味化痰丸

治痰满胸膈，咽喉不利。

半夏汤泡七次，姜汁水拌，渗透　橘红盐水洗，各三两　桔梗　海蛤粉另研　瓜蒌仁另研，各一两　香附米淡盐水炒　枳壳麸炒　连翘　枯黄芩炒，各五钱　贝母去心，炒，各一两　诃子皮　枯矾各二钱五分

上为末，炼蜜、姜汁为丸如黍米大。淡姜汤下四、五十丸。不可过服，恐伤上焦元气。

愚按前症若因郁伤脾气，脾血虚损，用归脾汤加炒栀、柴胡治之，若因怒动肝火，脾土受克，用六君子加炒栀、柴胡平之；若因饮食伤脾，营气虚弱，用六君子汤调之；若因劳伤元气，用补中益气汤主之。东垣先生云：胃为五脏之根本，胃气益虚，脾无所禀，五脏皆虚，诸症蜂起矣。

二守陈子忠，饮食少思，吐痰，口干，常服二陈、枳实、黄连之类，脾胃受伤，乃问于余。余述东垣先生曰脾胃之症，实则枳实、黄连泻之，虚则白术、陈皮补

之。彼遂以二味等分为丸常服。由是多食而不伤，过时而不饥。

徽州汪商，常服二陈、枳实、黄连、青皮、厚朴，胸腹快利，后患腹胀请治，脉已脱。余曰：至暮必殁。已而果然。故《内经》千言万语，只在人有胃气则生，又曰四时皆以胃气为本。凡脉促、代、屋漏之类，或暴脱，余急用参、附等药，多有复生者。

卷之五

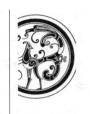

脐　风

　　小儿初生百日内脐风，方书率用南星、僵蚕等风药，多不效，当作胎毒，泻阳明火邪。马牙亦是胎毒，用针挑破，树白汁涂之。桑汁主小儿鹅口及口疮、舌上疮，神效。初生小儿，时时与看，频傅桑汁，不然，舌硬紧，渐至撮口，难治。

　　愚按曾世显云：婴儿一七之内，腹肚胀硬，脐畔浮肿，口撮不开，攒眉而叫，名脐风。或因剪脐带少短，或因束缚不紧牵动，风入脐中，或因铁器断脐，冷气入内，传于脾络，致舌强唇青，手足微搐，不能吮乳，啼声似鸦，喉痰潮响，急掐破口泡，去其毒水，以艾灸脐中，亦有复生者。治法多端，无如灸法。或以天南星一钱，生姜自然汁调灌为妙。

变　蒸

　　小儿不时变蒸，变者异常也，蒸者发热也，所以变换五脏，蒸养六腑。须待变蒸多遍，气血方荣，骨脉始长。

　　愚按钱仲阳先生云：小儿在母腹中，乃生骨气，五脏六腑成而未全；自生之后，即长骨脉，五脏六腑之神智，自内而长，自下而上，故生后三十二日一变蒸始，即智意异前。盖人有三百六十五骨，除手足中四十五碎骨外，有三百二十数。自生下，骨一日十段而上之，十日百段，三十二日，计三百二十段为一变，亦曰一蒸。骨之余气，一自脑分入龂中，作三十二齿，则齿数当与变日相合。然而齿有不及三十二数者，由变不足其常也。有或二十八日即止长二十八齿，已下仿此，但不过三十二之数。凡一周遍，乃生虚热诸病，如是十周则小蒸毕也。计三百二十日生骨气，乃全而未壮也。故初三十二日，一变生肾生志；六十四日，再变生膀胱；其发耳与骱冷，肾与膀胱俱生于水，水数一，故先变主之。九十六日，三变生心喜；一百二十八日，四变生小肠；其发汗出而微惊，心为火，火数二。一百六十日，五变生肝哭；一百九十二日，六变生胆；其发目不开而赤，肝主木，木数三。二百二十四日，七变生肺声；二百五十六日，八变生大肠；其发肤热而汗，或不汗，肺者金，金数四。二百八十八日，九变生脾智；三百二十日，十变生胃；其发不食，腹痛而吐乳。此后乃齿生，能言，知喜怒，故云始全也。《太仓》云：气入四肢长碎骨，于十变后六十四日长其经脉，手足受血，故能持物，能立，能行也。《经》云变且蒸，谓蒸毕而足一岁之日也。师曰：不汗而热者发其汗，大吐者微止，不可余治。《全婴方》云：变蒸者，长气血。变者上气，蒸者发热也。轻则体热，虚惊，耳冷，微汗，唇生白泡，三日可愈；重者寒热，脉乱，腹疼，啼叫，不能乳食，食而即吐呃，五日方愈。其候与伤寒相似，但以唇上白泡验之。亦有受胎气壮实，不热不惊，或无证候而暗变者。窃谓此症小儿所不能免，不必服药。古方以黑散子、紫丸子主之，非惟脏腑不能胜受，抑且反伤气血，慎之慎之！尝见一小儿，至二变发热有痰，或治以抱龙丸一粒，卒至不救，可以验矣。然父母爱子之心胜，稍有疾病，急于求医，而医者不究病情，率尔投剂，殊不知病因多端，见症相类，难以卒辨，况古人禀厚，方多峻厉之剂，缓服可也。

潮　热

小儿潮热，或壮热不退，多是变蒸及五脏相胜，不必用药；又多是饮食停积郁热，由中发外，见于肌表。只理其中，清阳明之热而表热自除。不可认作外感，轻易发汗，用小柴胡轻利等药重伤其内。又潮热不退，恐是出痘，亦当审察，勿便用药。

愚按前症若因饮食停积，或腹痛、吐泻，或肚腹膨胀，宜用保和丸以消导健脾，若饮食既消，或腹痛不食，或肚腹膨胀，宜用四君子以保养胃气；若因误行汗下，损伤元气，宜用参、芪、归、术、陈皮、甘草以补中气。大凡伤食，脾胃必损，宜固胃气，庶无变症。若寅、卯、辰时热者，属肝经也；巳、午、未时热者，属心经也；申、酉、戌时热者，属肺经也；亥、子、丑时热者，属肾经也。当详其虚实而治之。凡属虚热、实热，投以攻补之剂，其病既不增减，乃是病根深固，而药力未能及耳！须宜多服，功力既至，诸病悉退，切不可改为别治。设或药不对症，祸在反掌，慎之！

李阁老子，患潮热，饮食如故，自申、酉时甚，至子、丑时方止，遍身似疥，大便秘结，小便赤涩，热渴饮冷。余以为脾胃实热，传于肺与大肠。先用清凉饮四剂，结热始退；又用四物汤加柴胡、黄连数剂，其疮渐愈。彼欲速效，另用槐角丸之类，诸症益甚，遂求于施院长，亦用四物汤加柴胡、黄连，加桃仁、赤芍药，至百剂而愈。施院长名鉴字□□银台弟。

大 小 便 白

小儿大小便时时审看。小便如米泔，或澄停少顷变作泔浊，此脾胃湿热也。若大便泔白色，或如鱼冻，或带红，或色黄黑，此积滞湿热也，宜理脾消滞，清中宫，去湿热，节饮食。若忽然变青，此是变蒸也，不必用药。若久不愈，用补脾制肝药一、二服，亦不宜多用。

愚按小便如泔，或大便泔白，宜用肥儿丸；若积滞黄黑，宜用四君子加黄连、木香；若色青日久不复，或兼泄泻，或兼腹痛，当用六君子加木香、芍药；若肌体色黄，小便不利，发黄脱落，鼻下疮痍，嗜土，少食，大便青褐色者，须用栀子茯苓汤。详见治疳要药下。

小儿病多属肝脾二经

小儿病，大率属脾土、肝木二经。肝只是有余，有余之病似重急，而为治却易，见效亦速；脾只是不足，不足之病似轻缓，而为治却难，见效亦迟。二经为病，惟脾居多，用药最要分别。若肝木自旺，则为急惊，目直视或动摇，手足搐搦，风痰上壅等症，此为有余，宜伐木泻肝、降火清心。若脾胃虚而肝木来侮，亦见惊搐动摇诸症，但其势微缓，名曰慢惊，宜补养脾胃，不可错认，将脾经误作肝经治也。

愚按急惊乃风火之症，脾土受制，肝经实热者，用泻青丸径伐其肝，或导赤散以泻其子，肝经虚热者，用六味地黄丸以滋肾水，补中益气汤以养脾土。则风木自息，脾土自安矣。若因乳食不调，脾胃亏损，木来侮土，似慢惊而见抽搐、摇头、眨目、咬牙等症，宜用六君子加钩藤钩。若脾胃亏损，寒水反来侮土，成慢惊而见前症，用前药加姜、桂；如未应，更加附子，多有复苏者。

举人杜克宏子，发热，抽搐，口噤，痰涌，此肝胆经实火之症，即急惊风也。先用泻青丸一服，又用六味丸二服，诸症顿退，乃以小柴胡汤加芎、归、山栀、钩藤钩而安，却用补中益气汤而愈。

急　　惊

急惊是有余之症，属肝木、心火阳邪太旺，宜直泻之，降火下痰是也。五脏俱有阴阳，如肝气为阳为火，肝血为阴为水。肝气旺则肝之血衰矣，火妄动则水被煎沸不宁矣。阳旺阴消，风火相搏，阴血走散，势所必至也，故亦宜养血。急惊虽属肝、心，然木火旺则肺金受亏，不能平木，木来克土，斯损矣，故亦宜养脾。况治惊诸药，大率祛风、化痰、泻火峻厉及脑、麝辛散之味，易于消阴血、损脾胃者。故治有余急惊之症，先须降火下痰一、二服，后加养血安神之药。若饮食少，大便溏，或吐泻，则当兼补脾胃。若脾胃原虚，当于直泻药中加补脾药。若屡作屡服利惊驱逐之药，便宜认作脾虚血散，治惊药内加养血补脾药，不可用温热丁香等药，恐助胃火，宜参、术、芍药等以补脾中气血，麦门冬、黄连以清金制木。

愚按前症若肝经风热，抽搐，目瞤，筋急，痰盛等症，用四物汤以生肝血，钩藤钩以清肝火，更用四君子以补脾土。若肝经血燥，发热，惊搐，眼瞤，痰盛，筋挛，用六味丸以滋肾水、生肝血，用四君子加芍药以补脾土，生肺金。若肺金克肝木，用六君子以实脾土，芍药、木香以平肺金。若屡服利惊之药而脾胃虚寒者，须用六君子以补脾胃，加丁香、木香以培阳气。若脾土虚寒，肾水反来侮土，而致中寒腹痛、吐泻、少食等症者，用益黄散以补脾土而泻寒水，庶几不致慢惊矣。治当审察虚实。凡症属有余者，病气也；不足者，元气也。故有余当认为不足，思患预防，斯少失矣。

急惊变慢惊

急惊屡发屡治，用直泻药既多，则脾损阴消，变为慢惊。当主以补脾养血，佐以安心、清肺、制肝之药。

愚按前症多因吐利，脾胃虚损，肝木所乘，或肾水反来侮土所致，故似搐而不搐，先用钩藤饮子；如发搐少退，乃用宝鉴天麻散。若吐利不食，急用木香异功散实其脾土，其病自已；如未应，用六君子加木香、炮姜温补脾土；更不应，急加附子以回阳。盖慢惊之症，外虚热而内真寒也，无风可逐，无痰可驱，但温补脾胃为主。大凡发搐，因风则目青面赤，因惊则叫呼搐搦，因食则嗳吐气闷，肺脾虚则生粘痰，喉间作锯声，乃心火不能生脾土，脾土不能生肺金，以致肺不能主气，脾不能摄涎，故涎气泛上，而喉中作声耳！若用祛风、治痰、理气之剂，则气散阴消，而促其危矣。

大平王职坊子，患疟疾，恪用化痰之剂，虚症悉至，殊类惊风，谓余曰何也？余曰：小便频数，肝经阴虚也；两目连眨，肝经风热也；作呕懒食，胃气虚弱也；泄泻后重，脾气虚弱也。用补中益气汤、六味地黄丸而瘥。

举人余时正子，伤食发丹毒，服发表之剂，手足抽搐；服抱龙丸，目瞤、气喘、痰盛。余谓此脾胃亏损而变慢惊也，无风可祛，无痰可逐，乃虚象也。遂用六君子加附子，一剂而安，再剂而愈。

一小儿，病后遇惊，即痰盛咬牙，抽搐摇头，作泻，却服脑、麝、朱砂等剂，以致慢惊而卒。

惊　搐

小儿惊搐之症必有痰，或因惊而痰聚，或因痰而致惊。古人治惊方中，惧兼痰药，必须先治其痰，然后泻火清神。若痰壅塞胸膈不去，则泻火、清神之药，无所施其功也，二陈汤加竹沥，入少姜汁，最稳；痰重者，滚痰丸、白饼子、利惊丸下之。滚痰丸下热痰，白饼子、利惊丸下痰积。在上者宜吐之，重则用药吐，轻则探吐之。若不必吐下，以二陈为主，脾虚有热痰，加白术、芩、连；风痰稠结，加南星、贝母、枳实；胃虚生痰，加白术、麦芽、竹沥。

愚按前症若因心肝二经风热炽盛，两目连眨，四肢抽搐，宜治肝清心。若因心经蕴热，叫呼战慄，宜清热安神；若因肺感风邪，气急喘促，宜治痰理肺；若因饮食停滞，嗳吐，困睡，宜消导健脾；若因脾肺虚弱而风痰壅盛，以致前症，但宜补中益气为主。若执用祛风、治痰、理气之剂，则气散阴消，而促其危矣。

大尹刘应昌子，患瘰疬，恪用化痰之剂，虚症悉至，殊类惊风，又服祛风至宝丹，小便频数，肢体抽搐，或两目连眨，咬牙，呵欠，或作呕懒食，大便重坠，或泄泻，此土伤而木胜也。用补中益气汤、六味地黄丸而瘥。

冬官朱小溪子，项间结核，面色痿黄，肌体消瘦，咬牙，抽搐，头摇，目眨，此肝木克脾土也。用六君子汤、九味芦荟丸而愈。

宪幕顾斐斋玄孙，二周，项结核，两臂反张，索败毒之药。余意其症属风热伤肝，血燥筋挛，未敢付药。翌早请治，果系前症，遂与六味丸一服，侵晨灌之，午后肢体如常。

儒者王文远子，患瘰疬，痰盛发搐，服金石香燥之剂，手足筋挛，此肝血复伤而致急惊风也。遂用加味小柴胡加钩藤、山栀、芎、归一剂，又以六味丸料加五味、麦门煎服而安。

小儿忽然惊搐，目上视，摇头，咬牙，症候怪异，世俗多作肝经有余之症，投以惊药，岂知饮食停滞，痰涩壅积，亦多类惊者。便须审察有无伤积，腹痛，胸满，呕吐，恶食，轻则消滞化痰，重则探吐滞积，而后调之。又有因感冒、吐泻而发热，气血虚为热所迫，虽见惊症，不可即服惊药，但调治吐泻、感冒，则气自定、热自退，而惊自除矣。

　　愚按前症若因肝木侮脾土，用六君子加芍药、木香、柴胡，若因脾土虚而自病，用五味异功散。大凡饮食停滞，痰积壅满，而见惊症，实因脾土虚弱，不能运化所致，但健脾胃，则食自消，痰自化。若轻用惊药、风药，反所以成其风而重其病也。况脆嫩脏腑，安能受峻厉之剂耶？若专治其病则误矣。

　　姚仪部子，每停食身发赤晕，用清中解郁汤而愈，后患摇头，咬牙，痰盛，发搐，吐出酸味。待其吐尽，翌日少以七味白术散，后日以参苓白术散调理脾胃，遂不复患。大抵吐后儿安，不必更服药也。

　　一小儿，停食，服通利之剂作呕，腹胀，此脾胃复伤也。用补中益气汤而愈。

　　一小儿，两目动眨，手足发搐，数服天麻防风丸之类，以祛风化痰，前症不愈，其痰益甚，得饮食诸症稍愈，视其准头及左颊，色青黄。余曰：脾主涎，此肝木制脾土，不能统摄其涎，非痰盛也。遂用六君子汤加升麻、柴胡、钩藤，二剂，饮食渐进，诸症渐愈，又用补中益气而安。

小儿用药不宜峻厉

　　小儿惊药，皆些小丸散，多峻厉，取其易于成功，以之治肝心有余之症，对病则可，中病宜即止，不可以为常也。病势轻浅，只用轻剂，病退便宜和中调理。如牛黄丸三、四十味，乱杂殊甚，凉惊丸非气壮实、肝火旺者，不宜；抱龙丸亦多不见效，且麝、脑香辛太甚，走散真气，又伤脾胃，元气虚则病愈生矣。

愚按小儿之症，有余便属肝经，不足便属脾经。盖有余是病气也，不足是元气也。凡病气有余，元气不足，当补不当泻，况脆嫩脏腑，安能受峻厉之药？前论厥有旨哉！

一小儿，数岁，每停食辄服峻厉之剂，后患肚腹膨胀，或呕吐泄泻。余先用六君子汤，诸症渐愈，又用补中益气汤，胃气渐复。

惊后目动咬牙

惊后目微动及咬牙，固为肝虚，亦虚中有热。虚者，血不足；热者，气有余。水不足无以制火，而火动故也。但牙床属胃，脾胃虚而有热，亦见微咬，不可专归肝肾。当以补脾为主，加黄连、芍药、川芎，便是泻肝气、补肝血也。生地黄凉心血，故导赤散宜用之；熟地黄补肾血，故地黄丸宜用之。凡肝肾虚症见者，于脾胃药加地黄可也。或以目眨、咬牙为肝肾虚，专服地黄丸，岂不泥膈生痰，适有以妨于脾胃也。

愚按前症亦有肝热生风，风入于目，目系牵动，则目连眨，热入于目，筋脉拘紧，则目直视。若面赤仰卧，摇头咬牙，此则心热之所致也。又当别其虚实：肝实则泻青丸，虚则地黄丸；心实则导赤散，虚则粉红丸。若脾胃虚热，补中益气汤加芍药、山栀，以实脾土、制肝木；若肝肾虚热，用六味地黄丸，以补肾水、生肝木。

奚氏女，六岁，忽然发惊，目动，咬牙，或睡中惊搐，痰涎壅盛，或用化痰、祛风等药益甚。余曰：面青而见前症，乃属肝木克制脾土，不能摄涎而上涌也。当滋肾水、生肝血，则风自息而痰自消矣。遂用六味丸而愈。

一小儿，患前症，痰涎自流，用惊风之药，其症益甚，脾胃益虚。视其面色痿黄，口吐痰涎，用六君子、补中益气而愈。

小儿好睡

小儿时时好睡，乃脾虚困倦也，不必用温胆汤，睡中惊动不安，是心血虚而火动也。盖心虚则惊动，宜清心、安神、养血、降痰。又胸膈有痰，亦作惊动；又脾胃有伤，郁滞不清，亦惊动不安。此又脾胃与痰所致，非由心血也。宜消食、化痰，食去痰除，则补脾胃。

愚按前症若因心脾气虚有痰，宜用参、术、茯苓、五味以补心气；当归、芍药、枣仁以养心血，橘红、半夏以开痰滞。若脾肺气虚，胸膈有痰，用补中益气汤以补中气；用胆星、天竺黄以化痰涎。若因饮食停滞而作，用四君子汤以健脾胃；用山楂、神曲以消饮食。若因脾虚而好睡，用五味异功散以补脾气，当归、芍药以生脾血。若因母饮酒致儿醉好睡者，以甘草，干葛煎汤解之；不应，用四君子汤。

杨永兴子，七岁，停食吐泻后好睡，睡中兼惊，久治不愈。余曰：好睡是脾气虚困也，善惊是心血虚怯也。盖心为母，脾为子也，此心火不能生脾土。用补中益气汤及六味丸加鹿茸治之而愈。

出痘发搐

小儿若因出痘而生惊搐，不必治惊。若身热、耳冷、骶冷，疑似未明，古方服升麻葛根汤；痘已出及出完，调理气血。只依丹溪痘疮法，分气血虚实，看红紫淡白、稠密稀疏，及参时令用药。常以脾胃为主，虚寒用陈文秀温补法，实热用解毒法，全在活法通变。

愚按小儿痘疮，未出则补托之，已出及出完则调理之。更当察色、听声，辨其多寡、表里、虚实而治之，庶不有误。世皆宗丹溪、钱氏、陈氏三家之论，又必会而通之，与时宜之，不致胶柱而鼓瑟也。窃谓黑陷、耳骶冷、咬牙、吐泻者，乃脾土虚败，寒水反来侮土，归肾之恶候也。用百祥丸泻之，急以四君子、丁香、陈皮、木香、厚朴、炮姜，以温补脾土，身热饮水，黑陷复起，十救一二。盖此症因脾土虚败，寒水乘侮，故陈文秀先生云：若治寒水于既侮之后，何不保脾土于未败之先？此发前人之未发，救后世之误妄。况痘疮发出、成脓、收靥，即痛疽起发、腐溃、生肌，皆脾土元气使然。若黑陷、寒战、咬牙、泄泻、喘嗽，即痛疽阳气脱陷、寒气内淫之阴症，急用异功散，倍参、芪、归、术、姜、附温补脾胃，不可泥其日期，而行解毒、托里等法。但见其虚弱，便宜滋补脾胃，以顾收靥。观丹溪先生治一叟，发热而昏倦，其脉大而似数，与参、芪、归、术、陈皮、大料，二十剂而痘出，又二十剂而脓泡成，身无全肤，又六十剂而安，其义可见。

益黄散治病

益黄散治脾胃虚冷，故用丁香暖胃，二皮理胃。消食化痰，诃子涩肠胃、止泄固气，甘草和中，仍加白术为当。若非虚冷，泄泻清白及无食积者，去青皮、丁香，加白术、茯苓可也。温胆汤除痰止吐，加白术、芍药、黄连，便是制肝补脾之药。

愚按益黄散乃温补脾胃之剂也。若呕吐、腹痛、泄痢清白，口鼻气冷者，乃寒水反来侮土也，宜用钱氏益黄散。若因热药巴豆之类，或因暑热、伤乳食，损其脾胃而成，吐泻口鼻气热者，乃胃中气虚风热也，宜用东垣安胃散。

伤 风 流 涕

小儿八岁以下无伤寒，虽有感冒伤风，鼻塞、流涕、发热、咳嗽，以降痰为主，略加微解。凡散利败毒，非幼稚所宜。或感冒轻者，不必用药，候二、三日，多有自愈。

愚按前症若手足冷，或腹胀，脾虚也，用六君子汤加升麻、柴胡；若腹胀，或气喘，肺虚也，用四君子汤加柴胡、升麻。《经》云肺主气而司皮毛，肺虚则腠理不密，外邪易感。凡发表之后，其邪既去，用补脾肺以实其表，庶风邪不能再入。往往表散之后，热嗽不退，复行发表，多变坏症。

吴江史玄年子，伤风，用表散化痰之药，痰盛咳嗽，肚腹膨大，面色㿠白。此脾土虚不能生肺金也。余用六君子汤加桔梗，一剂顿愈。至三日前症仍作，鼻中流涕，此复伤风寒所致。用前药加桑皮、杏仁、桔梗而愈。

史少参季子，喘嗽，胸腹膨胀，泄泻不食，此饮食伤脾土，而不能生肺金也。用六君子汤，一剂，诸症悉愈。

史木川子，六岁，感冒咳嗽，发散过度，喘嗽，不食，用六君子汤加桔梗而愈。时四月，随其父巡视耕种，忽发寒战，仍复咳嗽，或用发表之剂，痰中有血。余曰：此成肺痈也。次日吐痰兼脓，用桔梗汤而愈。后元气未复，大便似痢，或用五苓、黄连、枳实之类，痰喘、目眨、四肢抽搐。余曰：此脾气败而变慢脾风也。辞不治，果然。

惊搐等症误用药饵

小儿或因惊搐，或变蒸，或食积，或寒热往来，误服解表、泻利之药，伤损脾胃，气血难以发生，面黄肌瘦，目动，咬牙，发稀，足弱不能行步。此属胃虚，非肝肾也，当长缓调理，复全胃气可也。

愚按药饵偏胜之味，脾胃非所宜也。况小儿之疾，多因乳食不调，寒温失节，亏损脾胃元气，根本不固，而邪得以致之。亦有因乳母六淫、七情、饮食、起居所致。苟不明其本末、辨其缓急，而误用峻厉之药，重伤脾胃生生之气，变症百出，促其夭亡，谁之咎也？丹溪先生《慈幼论》言之详矣。

风斑及脚指常肿

小儿身常发风斑及脚指常红肿，此脾经风热也。用防风通圣散去硝、黄，加鼠粘子、酒炒黄连，为末服之；亦用防风、白芷、薄荷、黄连、黄芩、黄耆、黄柏煎汤，避风而浴。

愚按前症若因脾气不足，湿热下注，宜用参、芪、归、术以补脾气；升麻、柴胡以升阳气；茯苓、泽泻以导湿热。若因食郁内热，宜用四君子汤以健脾胃；山楂、神曲以消饮食；山栀、川芎以清肝热。若因风邪收敛腠理，或浴出见风而患者，宜用补中益气汤以补元气，加芎、芷、羌活以散风邪。洁古先生云：斑发于肤外而多痛，疹隐于肤内而多痒。大抵安里之药为主，发表之药为佐。

一小儿，瘙痒，发热，体倦，少食。此脾肺气虚，外邪相搏。先用消风散二剂，随用补中益气汤加茯苓、芍药而愈。

一小儿，患此作痛，热渴，服发表之剂，其症益甚，形气倦怠，脉浮而数，此邪在经络，误散表而损其真也。用人参安胃散、补中益气汤而愈。

一小儿，作痒，发热，用犀角消毒散，顿作吐泻，此邪气上下俱出也。其疹果消，勿药自愈。

一小儿，阴囊赤肿，余作胎毒治之而瘥。后患发热、痰喘等症，诊其母有郁火血热，用解郁凉血之药，子母俱服而愈。又患吐泻，小便赤涩，两目瞤动，视其寅卯关脉赤，此属风热。用柴胡清肝散加钩藤钩、木贼草、一剂即愈。

一小儿，腿如霞游走不定，先以麻油涂患处，砭出恶血，其毒即散，用九味解毒散，一剂而安。

一小儿患之，外势虽轻，内苦便秘。此患在脏也，服大连翘饮，敷神功散而瘥。

小儿无补肾法

小儿无补肾法，盖禀父精而生，此天一生水，化生之源，肾之根也。此根日赖脾胃乳食水谷长养，男至十六而肾始充满；既满之后，婚媾妄用亏损，则可用药补之。若受胎之时，禀之不足，则无可补；禀之原足，又何待于补耶？

愚按小儿行迟、齿迟、解颅、囟填、五软、鹤膝、肾疳、齿豁、睛白、多愁，凡此皆因禀受肾气不足，当以六味地黄丸加鹿茸补之。若因精气未满，而御女以通，多致头目眩晕、作渴、吐痰，或发热足热、腰腿痿软，或自汗盗汗、二便涩痛，变生诸疾，难以名状。余常用六味、八味二丸及补中益气之剂加减用之，无不奏效。

一小儿，九岁，解颅，足软，两膝渐大，不能行履，属肾禀不足。用六味丸加鹿茸，三月而能步履。

一小儿，十四岁，肢体倦怠，发热，晡热，口干作渴，吐痰如涌，小便淋沥，或面目赤色，身不欲衣，此亦禀赋不足也。用补中益气汤及前丸而愈。

一小儿，十五岁而御女，大小便道牵痛，服五苓散之类，虚症蜂起，与死为邻。余用补中益气汤、加减八味丸而愈。

一小儿，十三岁，内热，晡热，形体倦怠，食少，作渴，或用清热等药治之，虚症悉具。余以为所禀怯弱，用六味丸加鹿茸补之，不越月而痊。盖古今元气虚实不同故也。

拟 定 诸 方

治小儿肝经火旺，目睛频动，痰气上升，或壮热惊搐，面色红，脉有力，脾胃无伤，宜泻肝火。

川芎八分　当归酒洗　柴胡　橘红　枳壳炒　天麻各六分　甘草四分　茯苓　白芍药炒，各八分　黄连四分，酒炒　薄荷三分

上每服二钱，姜、水煎服。

愚按前症若肝经风热而自病，宜用本方；若肝经血燥而自病，宜用六味丸；若肝木克脾土，宜用四君子汤加升麻、柴胡；若肺金克肝木，宜用泻白散；若肾水不能生肝木，宜用六味丸；若愈后惊悸不寐，或寐中发搐、咬牙，宜用归脾汤加茯苓、五味。盖有余者，邪气实也；不足者，真气虚也。凡病有余，当认为不足。《经》云：邪之所凑，其气必虚。

少参王阳湖孙，八岁，伤股骨，正体科续之。余视其面，青而兼黄，口角微掣动，此乃肝木侮脾症也。且气血筋骨皆资脾土而生，但壮脾气，则所伤自愈。遂用六君子汤加钩藤钩、当归，三十余剂，诸症悉愈。

一小儿，三岁，因惊抽搐，发热，痰盛，久用抱龙丸等药，以清风痰，反致面色或赤或青。余谓此心肝二经血虚风热而生痰，不足之象也。先用六味地黄丸以滋养肝肾，佐以六君子汤，少加柴胡、升麻以调补脾胃，诸症顿退而瘥。

治小儿脾经不足，土败木侮，目睛微动，四肢微搐，或潮热往来，脾胃有伤，饮食少进，或泄泻，呕吐，面色黄，脉无力，宜补脾胃。

白术一钱三分　黄耆蜜炙　川芎　当归酒洗　陈皮　人参　肉豆蔻煨　神曲　干葛各五分　白芍药一钱，酒炒　黄连　甘草炙，各四分　半夏　白茯苓各七分

上姜、水煎服。

愚按前症若因脾胃虚弱，用五味异功散补之，虚寒者加木香，或再加炮姜温之；若因脾气下陷，用补中益气汤举之，作渴者用七味白术散主之；若因脾胃虚弱，寒水侮土，用六君子加木香、炮姜温之；若因脾胃虚弱，肝木侮土，用补中益气汤加苓、芍、半夏调之；若因肝木太过，脾土受制，用小柴胡汤加炒山栀平之；若因伤鱼肉等物，宜六君子汤，更加山楂、砂仁消之；若因伤生冷，腹痛，或泻利清白，宜六君子汤加砂仁、木香、炮姜温之；若因伤辛热停滞，呕吐酸水，或大便积利不快，用六君子汤加黄连、吴茱萸、木香和之；若食积去而泄泻不止，用四君子汤加肉豆蔻、补骨脂、木香、煨姜以补脾肾；若泄泻止而饮食少思，宜用白术散以补脾胃。

一小儿，伤食发热，面赤，或用养胃汤、枳实、黄

连、山楂治之，更加腹胀，午后发热，按其腹不痛。余以为饮食虽化，而脾胃复伤，用六君子汤数剂而瘥。

一小儿，伤食发热，呕吐，面赤，服消导、清热之剂，饮食已消，热、赤如故。余曰：此胃经虚热耳！用四君子汤加升麻、柴胡各二分，四剂而瘥。

一小儿，伤食发热，面赤，抽搐，呕吐，气喘，吐痰。余以为饮食伤脾发热，肺气虚弱所致耳！用六君子汤再加炒黑黄连、山栀各二分，一剂顿安。余见各类。

治小儿心血虚，睡中惊动不安，或受惊吓而作，主清心安神降痰。

人参　半夏汤泡　酸枣仁去壳，炒　茯神去心，各一钱　当归酒洗　橘红　赤芍药各七分　五味子五粒，杵　甘草炙，三分

上水煎，入姜汁、竹沥少许，入牛黄半分尤妙。

若温暖之月，心经多热，加生地黄、山栀仁各五分，麦门冬七分，淡竹叶。若方饮食，因惊而停滞者，须先消饮食，然后治惊，惊药内仍加白术、麦芽以理脾胃。盖惊则气散，宜收补其气；惊则痰聚，宜消化其痰。

愚按前症若心血不足而心神惊悸者，宜用本方；若木火太过而心神不宁者，宜用导赤散；若木火翕合，风热相搏而病者，用柴胡栀子散；若肝火虚弱，木火未济而病者，用六味丸；若因脾胃食郁生痰，惊动不安者，宜用四君子汤以健脾，神曲、半夏、麦芽以化痰，山栀、芍药以清热；若因饮食停滞，肚腹膨胀，或呕吐泄泻，宜用六君子汤以健脾，用厚朴、神曲以消食。如有

痰搐惊症，仍用本方调治。如见肝经之症，加钩藤钩，方内赤芍药易以白芍药。治验见各症类。

治小儿食积，郁热发于肌表，潮热往来，主理中清阳明之热。

白术炒　山楂　白芍药炒，各一钱　黄连炒　枳实麸炒　川芎　香附米炒　升麻各七分　干葛一钱二分　甘草炙草各三分

上用姜、水煎服。

若食积去后，潮热未除，减山楂、枳实、香附、川芎，加人参、黄耆、陈皮各五分，再加白术二、三分。有痰加半夏六分。

愚按前症若食积去而热不退，用五味异功散以补胃气；若作呕、少食，用四君子加藿香、半夏以安中气；若泄泻、不食，宜用六君子汤加升麻、柴胡以升补脾气；若久泻不已，宜用补中益气汤以升补阳气；若虚寒，加炮姜、木香。如不应，佐以四神丸以补脾肾；若体瘦，潮热，口渴，大便不调，宜用肥儿丸以消疳积。若不分脾气虚实、有无食积，概用克伐消导、寒凉清热之剂，复伤脾胃生气，反为难治之症。

儒者薛衡甫子，年七岁，身羸，发热，面黄，皆以为内伤瘀血，欲下之。余谓乃脾脏受伤，投以六君子汤加煨姜，两服，饮食顿进。数服，诸症痊愈。

一小儿，饮食停滞，服消导之剂。余曰：此脾胃气虚，故饮食不能克化也。法当调补为善，若数用克伐之剂，脾气益伤，饮食愈停矣。已而腹内又结一块，寒热，潮热，食少，作渴，大便不实。余用四君子汤，饮

食渐增，又用补中益气汤而愈。

一小儿，肚腹膨胀，饮食即泻，手足逆冷。余以为脾气虚寒，先用人参理中丸，后用六君子汤而愈。

一小儿，常患停滞，数服克伐消导之剂，以致脾胃虚甚，患吐泻慢脾风而卒。余见各症类。

治小儿发热感冒，鼻流清涕，或咳嗽吐痰。轻者且勿药，候一、二日多自愈，重者用轻和之剂。

橘红　半夏炮　桔梗　川芎各五分　白茯苓　桑皮蜜炙，各七分　甘草炙　防风各四分　薄荷　枯黄芩炒，各三分　白术一钱

上每服二钱，姜、水煎服。

愚按前症若腠理不密，外邪所感，郁于肺而为患者，宜用本方；若脾胃气虚，不能生肺金而致患者，用补中益气汤；若脾胃气实，肺气壅滞而大肠不利者，用泻黄散；若心火上炎，消烁肺金而致咳嗽者，用六味丸。大凡元气素弱，或患病日久，宜用补中益气汤为主，加以半夏、茯苓、桔梗；若见发搐，咬牙等症，皆虚热所迫，亦宜用之；若痰盛，少佐以抱龙丸。若风邪既退，而热痰未已，但健中气，则痰自化而病自愈；若用化痰利气之药，则中气愈虚，痰热愈甚矣。

一小儿，伤风咳嗽，发热，服解表之剂，更加喘促，出汗。余以为肺脾气虚，欲用补中益气汤加五味子补之。不信，乃服二陈、桑皮、杏仁、枳壳、桔梗之剂，前症益甚，又加发搐，痰壅。余仍用前药更加钩藤钩而痊。盖小儿脏腑脆嫩，气血易虚，所用之药虽为平和，亦有偏胜之味，须审察病气形气虚实、在表在里之

不同，而治之可也。治法见伤风鼻流涕条。

治小儿大便色泔白及小便浊或澄之如米泔者，此疳病也。

白术　黄连姜水炒　白茯苓　泽泻　山楂　白芍药炒，各一钱　青皮四分　甘草三分

上姜、水煎服。

愚按前症若因脾气虚而兼湿热者，宜用四味肥儿丸；若兼泄泻，当以白术散间服。

治疳丸

小儿要药。

胡黄连　芦荟　史君子　黄连各五钱，炒　神曲炒，一两　阿魏　青黛二钱，另研　麝香少许，另研

上为末，稀糊丸，黍米大。每服十丸，清汤下。

愚按前方乃肝脾疳症之药也。或内疳，或疮发于外亦效。盖疳，干也。或因哺食太早，或因恣食甘肥，或因峻剂重亡津液，虚火上炎，或因乳母饮食、起居、七情、劳逸所致。

若口内生疮，身体壮热，腮唇赤色，或咽干饮水，掌热，便赤，盗汗，烦热，啮齿，虚惊。此心经内外疳也，宜用安神丸主之。

若鼻疮，目烂，体瘦，疮癣，或耳前后、项、腋、小腹、内股、玉茎、阴丸肿溃，小便不调，摇头，侧目，白膜遮睛，羞明，畏日，肚大青筋，口渴，下痢。此肝经内外疳也，用地黄、芦荟二丸主之。

若头发稀少，生疮成穗，人中口吻赤烂，或腹大脚细，呕吐泄泻，饮食不思，口干嗜土，泻下酸臭，小便

白浊，合目昏睡，恶闻木音。此脾经内外疳也，用肥儿丸主之。

若鼻外生疮，咽喉不利，颈肿，齿痛，咳嗽，寒热，皮肤皱错，欠伸，少气，鼻痒出涕，鼻衄，目黄，小便频数。此肺经内外疳也，用地黄清肺饮主之。

若脑热，身瘦，手足如冰，寒热往来，滑泄，肚痛，口臭干渴，齿龈溃烂，面黧爪黑，遍身生疮，耳内出水。此肾经内外疳也，用地黄丸主之。

大凡虚火上炎，或痘毒上攻，名曰走马疳，为患甚速。敷雄黄散，服大芜荑汤。此症轻则牙龈腐烂，唇吻肿痛，重则牙齿蚀落，腮颊透烂，饮食不入者，为不治。

一小儿，二岁，茎瘘湿痒，后阴囊焮肿，茎中作痛，时出白津。余以为肝火，用龙胆泻肝汤、六味地黄丸而瘥。

一小儿，睾丸作痛，小便赤涩，寒热，作呕，乃肝脾之症，用小柴胡汤加山栀、车前子、茯苓而愈。

一小儿，睾丸肿硬，小便黄涩，用小柴胡汤加山栀、车前子并芦荟丸而消。

一小儿，腹内结块，或作痛，或上攻，小便不调，用龙胆泻肝汤、芦荟丸而愈。后形气消铄，发热作渴。此肝木制伏脾土，用补中益气汤及芦荟丸而愈。

一小儿，自脱胎时两目赤肿，或作痒，或生翳。此胎内之肝火也，用芦荟、六味二丸而愈。

一女子，十五岁，患瘰疬，身发赤晕，形气倦怠。此肝火、血虚所致，用加味逍遥散而赤晕愈，用益气汤、六味丸而瘰疬消。

一小儿，下疳溃烂，发热作痛；一小儿茎中作痒，不时搔捻，一小儿茎中溃痛，小便秘涩，日晡尤甚；一小儿目痒出水，或项间结核，或两眼连眨，或阴囊瘙痒。俱属肝火，皆用九味芦荟丸，并愈。余见各类。

治小儿大病后面黄肌瘦，目时动，齿微咬，发稀少，未能大行，因误服解表、泻利伤克诸药而致者，宜长缓调理，复全胃气。

白术一钱二分　　白芍药酒炒　　白茯苓各八分　　人参　陈皮　　川芎各六分　　甘草炙　　黄耆蜜炙　　当归酒洗，各四分　　半夏　　山楂各六分

上用姜、枣、水煎服。

安神镇惊丸

惊退后调理，安心神，养气血，和平预防之剂。

天竺黄另研　　人参　　茯神　　南星姜制各五钱　　酸枣仁炒　　麦门冬　　当归酒洗　　生地黄酒洗　　赤芍药炒，各三钱　　薄荷　　木通　　黄连姜汁炒　　山栀炒　　辰砂另研　　牛黄另研　　龙骨火煅，各二钱　　青黛一钱，另研

上为末，蜜丸绿豆大。淡姜汤送下，每服三、五丸。

愚按前二方根本之治，防微杜渐之法也。但镇惊丸内多苦寒、辛散、分利之味，病后不宜轻用，恐复伤胃气，而变生他症也。若饮食停滞而见他症，当消导为主；若脾胃损伤而见他症，当健中气。大凡病后元气未复，或因克伐之剂元气复伤，而见前症，但用升补阳气为主，诸症自愈，若专攻其病则误矣。

一小儿，七岁，患急惊将愈，而发热惊悸，或用祛风化痰之剂，更加惊搐，吐痰喘嗽，腹膨，少食，恶寒，又用抱龙等丸，更加大便似痢，寒热往来，殊类风症。先君视之，以为脾气亏损，诸经无所资养而然。用四君子汤为主，少用升麻，柴胡以升补阳气而愈。

治小儿齿肿，流涎，腮肿，马牙，主阳明之热。

升麻　川芎　白芍药　半夏炒，各七分　干葛　生甘草　防风　黄连酒炒，各五分　石膏火煅过　白术各一钱　白芷三分

上水煎，每服二钱。若能漱药者，则含药漱而吐之。漱药不用白术、半夏。

愚按马牙、重舌，因胎毒胃热所致。若用线针刺破出血即愈，不必服药。若因饮食所伤，脾胃虚热而致，宜用七味白术散；若服热药损伤脾胃发热而致，或口舌生疮，宜用人参安胃散；若久病脾胃虚热，口内如无皮状，宜用七味白术散；若脾经阴血不足，午后益甚，宜用四物汤加白术、茯苓、炙草；若脾经阳气下陷，午后益甚，宜用补中益气汤，并用茱萸涂脚心；若疳积虚火炎上，龈齿腐烂，当从疳治，亦有滞颐口角流涎，此由脾气虚冷，不能制其津液也，宜用温脾散；若脾经实热，舌纵涎下，宜用泻黄散。大凡小儿四时皆以养元气、健脾胃为主。若屡有痰症，屡服驱风泻火之药，多患前症，其轻者能节饮食，慎调理，不药自愈。

序次丹溪小儿痘疮治法

小儿疮疹，大抵与伤寒相似，发热，烦躁，脸赤唇

红，身痛头疼，乍寒乍热，喷嚏呵欠，嗽喘痰涎。始发之时，有因伤风伤寒而得，有因时气传染而得，有因伤食呕吐而得，有因跌扑、惊恐、蓄血而得。或为窜眼惊搐，如风之证，或口舌、咽喉、肚腹疼痛，或烦躁、狂闷、昏睡，或自汗，或下痢，或发热，或不发热，证候多端，卒未易辨，亦须以耳冷、骶冷、足冷验之。盖疮疹属阳，肾脏无症，耳与骶、足俱属于肾，故肾之所部独冷，又不若视其耳后有红脉赤缕为真，于此可以稽验矣。调护之法，首尾俱不可汗下，但温凉之剂兼而济之，解毒和中安表而已。虚者益之，实者损之，冷者温之，热者平之，是为权度借喻而言，亦如庖人笼蒸之法，但欲其松耳！盖毒发于表，如苟妄汗，则荣卫一虚，重令开泄，转增疮烂，由是风邪乘间变症者有之。毒根于里，如苟妄下，则内气一虚，毒不能出而返入焉，由是土不胜水，变黑归肾，身体振寒，耳骶反热，眼合、肚胀，其疮黑陷，十无一生。汗、下二说，古人深戒。以此观之，疮疹症状虽与伤寒相似，而其治法实与伤寒不同。伤寒从表入里，疮疹所发从里出表故也。如欲解肌，干葛、紫苏可也。其或气实烦躁热炽，大便秘结，则与犀角地黄汤或人参败毒散，又或紫草饮多服，亦能利之。故虽云大便不通者，少与大黄尤宜，仔细斟酌之，若小便赤少者，分利小便则热气有所渗而出。凡热不可骤遏，但轻解之。若无热，则疮又不能发也。

凡疮疹，春夏为顺，秋冬为逆。

疮疹分人清浊，就形气上取勇怯。

凡已发未发，并与紫苏饮。但觉身热，症似伤寒，若未见疮，疑似未明，且先与惺惺散、参苏饮，或人参、羌活辈，热甚则与升麻葛根汤、人参败毒散。但一见红点，便忌葛根汤，恐发得表虚也。

凡痘疮初欲出时，身发热，鼻尖冷，呵欠，咳嗽，面赤，方是痘出之候，便宜服升麻葛根汤加山楂、大力子，其疮稀疏而易愈。

凡痘初出时或未见时，宜服后方，多者令少，重者令轻。方以丝瓜近蒂三寸，连瓜子皮烧灰存性，为末，砂糖拌干吃。入朱砂末亦可。又方朱砂为末，蜜水调服，多者可减，少者可无。

凡痘疮发热之时，便以恶实子为末，蜜调贴囟门上，免有患眼之疾。

凡初出之际，须看胸前，若稠密，急宜消毒饮加山楂、黄芩、酒洗紫草，减食加人参。

初出之时色白者，便大补气血，参、芪、芎、术、升麻、干葛、甘草、木香、丁香、酒洗当归、白芍药，若大便泻，加诃子、肉豆蔻。

初起时自汗不妨，盖湿热熏蒸而然故也。

有初起烦躁，谵语，狂，渴引饮，若饮水则后来靥不齐，急以凉药解其标，如益元散之类亦可用。

凡疮已出，可少与化毒汤。

出不快者，加味四圣散、紫草饮子、紫草木香汤、紫草木通汤，或快斑散、丝瓜汤。

出太甚者，人参败毒散、犀角地黄汤。

疏则无毒，密则有毒，以凉药解之，虽数贴亦不妨，无害眼之患。

炉灰色白静者，作寒看。

齐涌者，燥者，炘发者，作热看。黑属血热，凉血为主。

白属气虚，补气为主。

中黑陷而外白，起得迟者，则相兼而治。

凡痘疮分表里、虚实。吐泻少食为里虚，不吐泻，能食为里实。里实而补，则结痈毒。陷伏倒靥为表虚，灰白者亦表虚，或用烧人屎。红活绽凸为表实，表实而复补表，则要溃烂不结痂。

痘疮分气虚、血虚，用补药。气虚者，人参、白术加解毒药；血虚者，四物汤中加解毒药。

痘疮分气血虚实，多带气血不足。虚则黄芪、生血活血之剂助之，略佐以风药；实则白芍药为君，黄芩亦为君，佐以白芷、连翘、续断之类。

调解之法，活血、调气、安表、和中、轻清消毒、温凉之剂兼而治之，二者得兼而已。温如当归、黄芪、木香辈，凉如前胡、干葛、升麻辈，佐之以川芎、白芍药、枳壳、桔梗、羌活、木通、紫草之属，则可以调适矣。

黑陷二种，因气虚而毒气不能尽出者，酒炒黄芪、紫草、人参辈。

黑陷甚者，亦用烧人屎，蜜水调服。出子和方。

痒塌者，于形色脉上分虚实。实则脉有力，气壮；虚则无力。虚痒，以实表之剂加凉血药；实痒，如大便不通者，以大黄寒凉之药少与之，下其结粪。

气怯轻者，用淡蜜水调滑石末，以羽润疮上。

疮干者，宜退火，止用轻剂，荆芥、升麻、葛根之类。

湿者，用泻湿，乃肌表间湿，宜用风药白芷、防风之类。

上引用升麻、葛根；下引用槟榔、牛膝。助以贝母、忍冬草、白芷、瓜蒌之类。

若咽喉痛者，大如圣散、鼠粘子汤。

喘满气壅者，麻黄黄芩汤。烦渴者，甘草散、乌梅汤。下痢呕逆者，木香理中汤。

颜色正者，如上治将欲成就，却色淡者，宜助血药，用当归、川芎、酒洗芍药之类，或加红花。

将成就之际，却紫色者，属热，用凉药解其毒，升麻、葛根、酒炒黄芩、黄连及连翘之类，甚者犀角大解痘毒。

灰白色将靥时如豆壳者，盖因初起时饮水多，其靥不齐，俗呼倒靥。不好，但服实表之剂，消息他大小便，如大便秘通大便，小便秘通小便。

小便赤涩者，大连翘饮、甘露饮。

大便秘结，内烦外热者，小柴胡汤加枳壳最当，或少用四顺清凉。

疮疹用药，固有权度。大小二便一或秘焉，则肠胃壅遏，脉络凝滞，毒气无从发泄，眼闭，声哑，肌肉黧黑，不旋踵而告变矣。陷入者，加味四圣散，更以胡荽酒薄傅其身，厚傅其足，喷其衣服，并以厚绵盖之；若犹未也，独圣散入木香煎汤；若其疮已黑，乃可用钱仲阳宣风散加青皮主之。钱氏云：黑陷青紫者，百祥丸下之，不黑者，谨勿下。余知其所下者，泻膀胱之邪也。又云：下后身热气温，欲饮水者，可治。水谷不消，或寒战者，为逆。余知其脾强者，土可以治水也。百祥丸太峻，当以宣风散代之。泻后温脾，则用人参、茯苓、白术等分，厚朴、木香、甘草各半为妙。盖疮发肌肉，阳明主之，脾土一温，胃气随畅，独不可消胜已泄之肾水乎！此钱氏不刊之秘旨也。

其坏疮者，一曰内虚泄泻，二曰外伤风冷，三曰变黑归肾。

近时小儿痘疮，止宗陈文中木香散、异功散。殊不知彼时立方之时，为运气在寒水司天，时令又值严冬大寒，为因寒郁遏，痘疮不红绽，故用辛热之剂发之。今人不分时令寒热，一概施治，误人多矣。时值温热，山野农家贫贱之人，其或偶中也。

丹溪痘疮治法最为明备，近世通用陈文中木香、异功等方，乃一偏之术。若痘疮虚怯淡白色痒塌，此属虚寒，宜用陈文中方；若发热壮盛，齐涌，红紫色，躁痒，此属热毒，急宜凉血解毒。自陈文中方盛行后，属虚寒者率得生，属热毒者悉不救。痘是胎毒，古人治法只解毒，然气血虚则逆，毒气不出及不能成就。故陈文中之法，亦千载妙诀，补前人之未备者。但温补之法既行，而解毒之旨遂隐，故救得一边，又害了一边。今必详究丹溪，二法通用，斯无弊也。

痘疮属虚寒者，直可延至十数日后方死；属毒盛转紫色者，不过七、八日。盖痘是胎毒，自内出外，二、三日方出齐，毒气尚在内，出至六日则当尽发于表，七、八、九日成脓而结痂矣。若毒气盛，不能尽出，过六日，毒反内入脏腑，故须于六日以前，毒气该出之时，急服凉血解毒之药以驱出之，六日以后，医无及矣，故其死最急。若虚弱毒气少者，只是气血不足，不能贯脓成就，故绵延日久而后死。此虚实轻重之分也。

痘疮多者，是毒气多，便先宜解毒，然多则恐气血周贯不足，故随后亦宜兼补药以助成脓血。

愚按痘疹之疾，乃胎禀之热毒，由内发外，虽为有余之症，当泻不当补，然儿体有虚实，积毒有轻重，又在变而通之。考之钱、陈二先生虽俱名家，然就而折衷之，则陈为较优。盖钱之用药偏于清凉，而陈之治法温凉并行，以其深究阴阳造化之妙，故于病之真寒假热与夫真热假寒，罔不知之真而见之定，随症异宜，未尝执泥。假如病属虚热，而元气未至亏损者，施之以钱氏之法，则固当矣。若病气、元气俱虚或俱实者，而不以陈法治之，鲜不致误。且小儿之痘疹，譬即大人之痈疽，治法无异。其热毒蕴于内脏，致二便不利，烦热作渴，脉沉实，须用托里、疏通、和荣卫三法。观陈氏异功散、人参白术散、前胡枳壳汤等方，其药品深为得宜，治者详订而遵之可也。

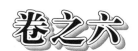

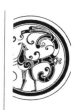

附　方

补中益气汤

治中气不足，或误服克伐，四肢倦怠，口干，发热，饮食无味，或饮食失节，劳倦身热，脉洪大而无力，或头痛，恶寒，自汗，或气高而喘，身热而烦，脉微细软弱，自汗，体倦，少食，或中气虚弱而不能摄血，或饮食劳倦而患疟、痢，或疟、痢等症因脾胃虚而不能愈者。或元气虚弱，感冒风寒不胜发表，宜用此代之。或入房而后劳役感冒，或劳役感冒而后入房者，急加附子。愚谓人之一身，以脾胃为主。脾胃气实，则肺得其所养，肺气既盛，水自生焉；水升则火降，水火既济，而成天地交泰之令矣。脾胃一虚，四脏俱无生气。故东垣先生著《脾胃》、《内外伤》等论，谆谆然皆以固脾胃为本；所制补中益气汤，又冠诸方之首。观其立方本旨可知矣。故曰补肾不若补脾，正此谓也。前所言治症，概举其略，余当仿此而类推之。是以附方之首，并注以表明之。

人参　黄耆炒　白术炒　甘草炙，各一钱五分　当归一钱　陈皮五分　柴胡　升麻各三分

170

上姜、枣、水煎，空心，午前服。

八珍汤

治肝脾伤损，血气虚弱，恶寒发热，或烦躁作渴，或寒热昏愦，或胸膈不利，大便不实，或饮食少思，小腹胀痛等症。

人参　白术　白茯苓　当归　川芎　白芍药　熟地黄各一钱　甘草炙，五分

上姜、枣、水煎服。

十全大补汤

治气血俱虚，发热恶寒，自汗盗汗，肢体倦怠，或头痛，眩晕，口干作渴。又治久病虚损，口干食少，咳而下利，惊悸，发热，或寒热往来，盗汗，自汗，晡热内热，遗精白浊，或二便见血，小腹作痛，小便短少，大便干涩，或大便滑泄，肛门下坠，小便频数，阴茎痒痛等症。

即八珍汤加黄耆、肉桂各一钱。

四物汤

治血虚发热，或寒热往来，或日晡发热，头目不清，或烦躁不寐，胸膈作胀，或胁作痛，尤当服之。

当归　熟地黄各三钱　芍药二钱　川芎一钱五分

上水煎服。

加味四物汤

即前方加山栀、柴胡、牡丹皮。

四君子汤

治脾胃虚弱，饮食少思，或大便不实，体瘦面黄，或胸膈虚痞，痰嗽，吞酸，或脾胃虚弱，善患疟、痢等症。

人参　白术　茯苓各二钱　甘草炙，一钱

上姜、枣、水煎服。

六君子汤

治脾胃虚弱，饮食少思，或久患疟、痢。若觉内热，或饮食难化作酸，属虚火，须加炮姜，其功甚速。

即前方加半夏、陈皮。

香砂六君子汤

即六君子加香附、藿香、砂仁。

归脾汤

治思虑伤脾，不能摄血，致血妄行，或健忘，怔忡，惊悸，盗汗，或心脾作痛，嗜卧，少食，或大便不调，或肢体肿痛，或思虑伤脾而患疟疾。大凡怀抱郁结而患诸症，或因用药失宜，克伐伤胃，变诸别症者，最宜用之。

人参　白术　白茯苓　黄耆　龙眼肉各二钱　远志一钱　酸枣仁二钱　木香五分　甘草炙，五分　当归一钱

右姜、枣、水煎服。

加味归脾汤

即前方加牡丹皮、山栀各一钱。治脾经血虚发热等症。

加味逍遥散

治脾肝血虚，发热，或耳内及胸、乳、腹胀，小便不利。

当归　白术　茯神　芍药　甘草　柴胡各一钱　牡丹皮　山栀各七分

上姜、水煎服。

逍遥散

即前方去山栀、牡丹皮。

六味丸一名地黄丸，一名肾气丸

治肾虚作渴，小便淋秘，气壅，痰涎，头目眩晕，眼花，耳聋，咽燥，舌痛，齿痛，腰腿痿软等症，及肾虚发热，自汗盗汗，便血诸血，失音，水泛，为痰之圣药，血虚发热之神剂。又治肾阴虚弱，津液不降，败浊为痰，或致咳逆。又治小便不禁，收精气之虚脱，为养气、滋肾、制火、导水，使机关利而脾土健实。

熟地黄八两，杵膏　山茱萸肉　干山药各四两　牡丹皮　白茯苓　泽泻各三两

上各另为末，和地黄，加炼蜜丸，桐子大。每服七、八十丸，空心，食前，滚汤下。

八味丸

治命门火衰，不能生土，以致脾胃虚寒，饮食少思，大便不实，或下元冷惫，脐腹疼痛，夜多溲溺。

即前方加肉桂、附子各一两。

《经》云：益火之源，以消阴翳。即此药也。

加减八味丸

治肾水不足，虚火上炎，发热作渴，口舌生疮，或牙龈溃蚀，咽喉作痛，或形体憔悴，寝汗，发热，五脏齐损。

即六味丸加肉桂一两，五味子四两。

加减金匮肾气丸

治脾肾虚，腰重脚肿，小便不利，或肚腹肿胀，四肢浮肿，或喘急痰盛，已成蛊症，其效如神。此症多因

脾胃虚弱，治失其宜，元气复伤而变症者，非此药不能救。

白茯苓三两　附子五钱　川牛膝　桂　泽泻　车前子　山茱萸　山药　牡丹皮各一两　熟地黄四两，掐碎，酒拌，杵膏

上为末，和地黄，加炼蜜丸，桐子大。每服七、八十丸，空心，米饮下。

还少丹

治脾肾虚寒，饮食少思，发热，盗汗，遗精，白浊。又治真气亏损，肌体瘦弱等症。

肉苁蓉　远志　茴香　巴戟　干山药　枸杞子　熟地黄　石菖蒲　山茱萸　牛膝　杜仲姜制　楮实子　五味子　白茯苓各二两

上各另为末，用枣肉百枚并炼蜜丸，桐子大。每服五、七十丸，空心，温酒或盐汤下，日三服。

十补丸

治肾脏虚冷，面黑，足寒，耳聋，膝软，小便不利等症。

附子炮　五味子各二两　山茱萸　山药　牡丹皮鹿茸制　桂心　茯苓　泽泻各一两

上为末，炼蜜丸，桐子大。每服六、七十丸，盐汤下。

当归补血汤

治血气损伤，或妄服峻剂，致气血益虚，肌热，大渴引饮，目赤面红，脉洪大而虚，重按全无。此病多得于饥饱劳役者。

黄耆炙，一两　　当归三钱，酒制

上水煎服。

人参养荣汤

治脾肺俱虚，发热恶寒，肢体瘦倦，食少作泻等症。又治久病虚损，口干食少，咳而下痢，心惊悸，热而自汗等症。

白芍药一钱五分　　人参　　陈皮　　黄耆蜜炙　　桂心　　当归　　白术　　甘草炙，各一两　　熟地黄　　五味子炒　　茯苓各七分半　　远志五分

上姜、枣、水煎服。

参术膏

治中气虚弱，诸药不应，或因用药失宜，耗伤元气，虚症蜂起，但用此药补其中气，诸症自愈。

人参　　白术各等分

上水煎，稠汤化服之。

济阴地黄丸

治足三阴亏损，虚火上炎，致目睛散大，视物不的，或昏花，涩紧，作痛，畏明，或卒见非常之处等症。其功效与六味、还少丹相似。

五味子　　麦门冬　　当归　　熟地黄　　肉苁蓉　　山茱萸　　干山药　　枸杞子　　甘菊花　　巴戟肉各等分

上为末，炼蜜丸，桐子大。每服七、八十丸，空心，白汤下。

滋阴补肾丸

治肝肾阳虚阴弱，虚火上炎，目视昏花，或至夜昏暗、紧涩。仍治六味丸所主之症。

熟地黄三两　牡丹皮五钱　生地黄四两　泽泻　茯苓各二两半　当归尾　山茱萸　柴胡　五味子　干山药各五钱

上为末，炼蜜丸，桐子大。每服五、七十丸，盐汤下。

益气聪明汤

治饮食不节，劳役形体，脾胃不足，内障，耳鸣，或多年目昏暗，视物不能。此药能令人目光大，久服无内障、耳鸣、耳聋之患，又令精神过倍，元气自益，身轻体健，耳目聪明。

黄耆　甘草　人参各五钱　升麻　葛根各三钱　蔓荆子一钱五分　芍药　黄柏酒炒，各一钱

上每服三钱，水煎服。

神效黄耆汤

治浑身麻木不仁，或左右身麻木，或头面、手臂、腿脚麻木不仁者，并皆服之。如两目紧急缩小及羞明畏日，或涩难开，或视物无力，睛痛手不得近，或目中如火等症。

蔓荆子一钱　橘红五分　人参八钱　甘草炙　芍药各一两　黄耆二两

上每服五钱，水煎，临卧服。

助阳活血汤

治眼发之后，犹有上热，白睛赤色，涩难开而多眵泪等症。

蔓荆子二分　香白芷三分　柴胡　黄耆　甘草炙　当归酒洗　防风各五分　升麻七分

上水煎服。

芍药清肝散

治眵多眊燥，紧涩羞明，赤脉贯睛，脏腑秘结者。

白术　甘草　川芎　防风　荆芥　桔梗　羌活各三分　芍药　柴胡　前胡　薄荷　黄芩各二分半　山栀　知母　滑石　石膏各二分　大黄四分　芒硝二分半

上水煎服。

黄连天花粉丸

治症同上。

黄连　菊花　川芎　薄荷各一两　天花粉　连翘　黄芩　栀子各四两　黄柏六两

上为末，丸桐子大。每服五十丸，加至百丸，茶汤下。

连翘饮子

治目赤癮涩紧小，久视昏花，迎风有泪等症。

蔓荆子　生甘草　连翘各三分　柴胡二分　黄芩五分　生地黄　当归　红葵花　人参各三分　黄耆　防风　羌活各五分　升麻一钱

上水煎服。若中气不足而致前症，用神效黄耆汤或补中益气汤。

地芝丸

治目不能远视，能近视，或妨近视，乃阴气不足，阳气有余也，宜用此方。

生地黄焙干，四两　天门冬　枳壳麸炒　甘菊花各二两

上为末，炼蜜丸桐子大。每服百丸，茶清或温酒下。

定志丸

治目不能近视，反能远视，乃阳气不足，而阴血有余也，宜此主之。

白茯苓　人参各二两　远志　菖蒲各一两

上为末，炼蜜丸桐子大，以朱砂为衣。每服十丸至三十丸，米饮下。

决明夜光散

治目夜昏，虽有灯月，亦不能睹。

石决明　夜明砂各二钱　猪肝一两，生用

上为末，以竹刀切肝二片，铺药于内，合之，用麻皮缚定，米泔水一碗，砂罐煮至半碗，临卧，连肝药汁服。

柴胡清肝散

治肝胆二经风热、怒火，颈项肿痛，结核不消，或寒热往来，呕吐痰水。又治妇人暴怒，肝火内动，经水妄行，胎气不安等症。

柴胡　黄芩炒，各一钱　黄连炒　山栀炒，各七分
当归一钱　川芎六分　生地黄　牡丹皮各一钱　升麻八分
甘草三分

上水煎服。若脾胃弱，去芩、连，加苓、术。

左金丸

治肝火胁肋刺痛，或发寒热，或头目作痛，泄泻，淋秘，一切肝火之症，并皆治之。

黄连六两　吴茱萸一两，汤煮片时用

上为末，粥丸。白术、陈皮煎汤下。

小柴胡汤

治肝胆经风热，或寒热往来，或晡热潮热，或怒火口苦，耳聋，咳嗽，泻利，胁腹作痛诸症。

柴胡二钱　黄芩一钱五分　人参　半夏各七分　甘草炙，五分

上水煎服。

加味小柴胡汤

即前方加山栀、牡丹皮。

犀角升麻汤

治风热头面肿痛，或咽喉不利，时毒等症。

犀角镑，七钱　升麻五钱　防风　羌活各五钱半　白芷　黄芩　白附子各二钱半　甘草一钱五分

上每服七钱，水煎。

越鞠丸

治六郁，饮食少思，或胸满，吐酸，齿痛，疮疥等症。

苍术炒　神曲炒　香附子　山楂　山栀炒　抚芎　麦芽炒，各等分

上为末，水调神曲糊丸，桐子大。每服五、七十丸，白滚汤下。

平胃散

治胃气壅滞，胸膈不利，或饮食停滞，吞酸嗳腐，或呕吐不食等症。

苍术　厚朴制　陈皮各一钱　甘草四分

水煎服。

异功散

治脾胃虚弱，饮食少思，或久患咳嗽，面浮，气逆，腹满等症。

人参　白术炒　甘草炒　茯苓　陈皮各一钱

上姜、枣、水煎服。

二陈汤

治脾胃虚弱，中脘停痰，或呕吐恶心，或头目不清，饮食少思等症。

陈皮　半夏　茯苓各一钱　甘草炙

上姜、水煎服。

小半夏汤

治呕吐风痰水饮。

半夏姜制，五钱　茯苓三钱

上入姜汁，水煎服。

丁香茱萸汤

治胃气虚寒，致呕吐哕，咽膈不通等症。

丁香　橘皮　柴胡　甘草炙，各五钱　吴茱萸　苍术　人参各一钱　升麻七分　黄柏三分　草蔻仁　黄耆各二钱　当归一钱五分

上每服五钱，水煎。

理中化痰丸

治脾胃虚寒，痰涎内停，呕吐少食，或大便不实，饮食难化，咳唾痰涎。此属中气虚弱，不能统涎归源也。

人参　白术炒　干姜　甘草炙　茯苓　半夏姜制

上为末，丸桐子大。每服四、五十丸，白滚汤下。

牛黄抱龙丸

治风痰壅盛，或咳嗽发热，或发惊搐等症。

牛黄　雄黄　辰砂　天竺黄　麝香　牛胆南星

上为末，甘草汤糊丸，皂子大。每服二丸，姜汤下。

柴芍参苓散

治脾胃不和，饮食少进，或呕吐、泄泻。凡病后宜用此调理。

柴胡　芍药　人参　白术　茯苓　陈皮　当归各五分　甘草　丹皮　山栀炒，各三分

上为末，每服一钱，白汤下。或作丸服。

五味子汤

治咳嗽，皮肤干燥，唾中有血，胸膈疼痛等症。

五味子炒　桔梗炒　紫菀　甘草炒　续断各五分竹茹一钱　赤小豆一撮　生地黄二钱　桑白皮炒，二钱

上水煎服。

人参平肺散

治心火克肺，咳嗽喘呕，痰涎壅盛，胸膈痞满。

人参　橘红　甘草炙　地骨皮各五分　茯苓　知母炒，各七分　五味子炒　青皮　天门冬各四分　桑白皮炒，一钱

上水煎服。

麦门冬汤

治火热乘肺，咳嗽有血，胸膈胀满，五心烦热等症。

麦门冬　桑白皮炒　生地黄各一钱　半夏　紫菀

桔梗　淡竹叶　麻黄各七分　五味子　甘草各五分

上姜、水煎服。

金沸草散

治肺经受风，头目昏疼，咳嗽声重，涕唾稠粘等症。

荆芥穗一钱　前胡　麻黄　旋覆花各七分　甘草炙
赤芍药　半夏各五分

上姜、枣、水煎服。

柴胡桂枝汤

治伤风发热自汗，或痰气上攻等症。

桂枝二钱　黄芩炒　人参　白芍药炒，各钱半　甘草
炙　半夏姜制　生姜各一钱　柴胡四钱　大枣二枚

上作二剂，水煎服。

竹叶归芪汤

治胃气虚热，口干作渴，恶冷饮食者。

竹叶一钱五分　当归一钱　黄耆二钱　白术　人参各
一钱　麦门冬七分　甘草炒，五分

上水煎服。

竹叶石膏汤

治胃火作渴。

石膏　人参　甘草各一钱　半夏一钱五分　竹叶
麦门冬各五分

上姜、水煎服。

七味白术散一名白术散

治中气亏损，津液不足，舌干口燥，不喜饮冷，或
吐泻后作渴，最宜服之。

人参　白术　木香　白茯苓　甘草　藿香各五分
干葛一钱

上水煎服。

凉膈散

治上焦积热，烦渴，面赤，头昏，咽燥喉痛，口
疮，便溺赤涩，并宜服之。

大黄　朴硝　甘草各一两　连翘四两　山栀　黄芩
薄荷叶各一两

上为末，每服五、七钱，水煎。

栀子仁汤

治时毒肿痛，大便秘结等症。

郁金　枳壳麸炒　升麻　山栀仁炒，各等分

上每服五钱，水煎。

润肠丸

治脾胃伏火，大便秘涩或干燥不通，不思饮食，乃
风热血燥，二便结秘也。宜用此以润燥、和血、疏风，
自然通利。若因气血虚弱，津液干涸而大便秘结者，当
以调补元气，忌服此丸。

麻子仁　桃仁去皮尖，各一两　羌活　当归尾　大
黄煨　皂角仁　秦艽各五钱

上为末，炼蜜为丸。白汤下。

升阳除湿防风汤

治脾胃损伤，阳气下陷，大便泄泻或后重闭塞等
症。

苍术米泔浸，四钱　防风二钱　白术炒　白茯苓　白
芍药炒，各一钱

上水煎服。

升阳益胃汤

治脾胃虚弱，四肢怠惰，时值秋燥之令，体重节痛，口干燥，饮食无味，大便不调，小便频数，兼见肺病，洒淅恶寒，面色恶而不和，乃阳气不伸故也，当以升阳益胃。

羌活　独活　防风各五钱　柴胡　白术　茯苓　泽泻各三钱　人参一两　黄耆　半夏　甘草炙，各一两　芍药　黄连　陈皮各四钱

上每服三、五钱，姜、枣、水煎服。

二神丸

治脾胃虚弱，侵晨五更作泻，或全不思食，或食而不化。

破故纸四两，炒　肉豆蔻二两，生用

上为末，用大红枣四十九枚，生姜四两，切碎，水煮熟，去姜，取枣肉和药丸桐子大。每服五十丸，空心，盐汤下。

四神丸

治脾胃虚弱，大便不实，饮食不思，或泄痢腹痛等症。

肉豆蔻二两　补骨脂四两　五味子二两　吴茱萸浸炒，一两

上为末，生姜八两，红枣一百枚，煮熟，取枣肉和末丸桐子大。每服五、七十丸，空心或食前白汤送下。

五味子散

治肾泄，在侵晨五更作泻，饮食不进，或大便不

实，不时去后。为丸尤效。

五味子炒，三两　吴茱萸炒，五钱

上为末，每服二钱，白汤调下。

香连丸

治痢疾赤白，并水泻，暑泻，神效。

黄连净，二十两　吴茱萸去枝梗，十两

上先将二味用熟水拌和，入磁器内，置热汤中顿一日，同炒至黄连紫黄色，去茱用连，为末。每末四两，入木香末一两，淡醋、米饮为丸桐子大。每服二、三十丸，滚汤下。

芍药汤

治邪热内结，便血后重，或气不和，里急后重。用此行血则便血自愈，调气则后重自除。

芍药炒，一两　当归　黄连炒，各五钱　槟榔　木香甘草炙，各二钱　肉桂二钱五分　黄芩炒，五钱

上每服五钱，水煎。

大承气汤

治表里俱实，大便秘结，烦渴，谵妄，脾胃怫郁，留饮不散，胸腹高起，痛不可忍，但呕冷液，大渴不能饮，强饮不能消，脉沉实而有力者。

大黄炒　芒硝各五钱　厚朴姜制，一两　枳实麸炒

上水煎服。

桃仁承气汤

治瘀血停滞，腹内作痛，或发热，狂，大便秘结等症。

桃仁五十粒，去皮尖　桂枝　芒硝各一钱　大黄二钱

甘草一钱

上水煎，空心服。

花蕊石散

治瘀血停积腹中作痛，或溢口鼻，打扑伤损，瘀血内结，大便不通等症。

花蕊石一斤　硫黄四两

上和匀，用纸泥封固瓦罐，入药仍封固，阴干。如急用，以焙笼内炙干，煅赤，去火，次日取出，细研。每服一钱，童便、热酒下。

清燥汤

治元气虚弱，湿热乘之，肢体痿软，或头目眩晕，饮食少思，口干作渴，或自汗盗汗，胸满气促，小便赤少，大便不调等症。

黄耆一钱五分　五味子炒，九粒　黄连二分　苍术白术　麦门冬　陈皮　生地黄　泽泻各五分　白茯苓人参　当归　升麻各三分　神曲炒　猪苓　柴胡　甘草炙，各二分　黄柏酒制，一分

上水煎服。

五苓散

治下部湿热，小便赤少，或淋漓作痛。

白术　猪苓各一钱　茯苓　泽泻各一钱五分　肉桂三分

上水煎服。

黄芩清肺饮

治肺金有热，不能生肾水，而小便不利等症。

黄芩一钱　山栀二钱

上水煎服。不利加盐豉二十粒。

清心莲子饮

治热在气分，烦躁作渴，小便赤浊淋沥，或阴虚火盛，口苦，咽干，烦渴，微热者。

黄芩炒　麦门冬　地骨皮　车前子炒　柴胡　人参各一钱

上水煎服。

益志汤

治肾经亏损，遗精，白浊，四肢烦倦，时发蒸热等症。

鹿茸去毛，酥炙　巴戟去心　枸杞子　熟地黄　苁蓉酒浸　牛膝酒浸　附子炮，去皮脐　桂心不见火　山茱萸　白芍药　甘草炙　防风各等分

上每服三钱，水一盏，姜五片，盐少许，同煎，空心服。

金锁正元丹

治真气不足，元脏虚弱，饮食减少，恍惚多忘，气促喘乏，夜多异梦，心忪，盗汗，小便滑数，遗精，白浊，一切元脏虚冷之病，并宜治之。

五倍子　茯苓各八两　紫巴戟去心，十六两　补骨脂酒浸，炒，十两　肉苁蓉净洗，焙干　胡芦巴炒，各一斤　龙骨　朱砂另研，各三两

上为末，酒糊丸梧桐子大。每服十五丸至二十丸，空心，食前温酒或盐汤下。

茯菟丸

治思虑太过，心肾虚损，真阳不固，尿有余沥，或

小便白浊，梦寐遗精等症。

菟丝子五两　白茯苓三两　石莲肉二两

上为末，酒糊丸，桐子大。每服三、五十丸，空心，盐汤下。

萆薢分清饮

治真元不固，不时白浊，或小便频数、凝如膏糊等症。

益智取仁　萆薢　菖蒲　乌药各等分

上为末，入盐少许，水煎，空心服。加茯苓、甘草亦可。

远志丸

治心神不宁，心火内动，以致小便赤浊，或惊悸怔忡，寤寐不安，心气虚乏等症。

远志甘草水煮，去心，半斤　茯神去木　益智仁各二两

上为末，酒糊丸，梧桐子大。每服五十丸，空心，枣汤下。

小温金散

治心肾虚热，小便赤白淋沥，或不时自汗等症。

人参　莲肉去心　巴戟肉　益智　黄耆蜜炙　萆薢酒浸，炒　麦门冬去心　赤茯苓去皮　甘草炙，各一钱

上用灯芯十茎，枣一枚，水煎。

严氏芪附汤

治气虚阳弱，自汗不止，肢体倦怠等症。

黄耆蜜炙　附子炮，等分

上每服四钱，姜、水煎。未应，更加之。

参附汤

治真阳不足，上气喘急，自汗盗汗，气短，头晕等症。

人参半两　附子炮，去皮脐，一两

上分作三服，姜、水煎。

局方石韦散

治膀胱有热，水道不通，淋沥不出，脐腹急痛，或劳倦即发，或尿如豆汁，或出沙石等症。

芍药　白术　滑石　葵子　当归　瞿麦各三钱　石韦　木通各二钱　甘草　王不留行

上为末，每二钱，空心，小麦汤调下。

姜附赤石脂朱砂丹

治小便数而不禁，怔忡，多忘，魇梦不已，下元虚冷，遗尿，精滑，或阳虚精漏不止，或肾气虚寒，脾泄，肾泄等症。

附子生　干姜各半两　赤石脂一两半，水飞

上为细末，酒糊丸，绿豆大。每十五至二、三十丸。大便不和米饮下，小便不禁茯苓汤下。

茯苓丸

治心肾俱虚，神志不守，小便淋沥不禁，或赤或浊，或不利，并宜服之。

赤茯苓　白茯苓等分

上为末，以新汲水挼洗，澄去新沫，控干，别取熟地黄汁与好酒，同于银石器内熬成膏，拌和丸，弹子大。空心，盐、酒嚼下一丸。

人参救肺散

治咳血、吐血等症。

升麻一钱　柴胡一钱　当归尾二钱　熟地黄二钱　白芍药一钱　苏木五分　黄耆二钱　甘草五分　人参二钱　苍术一钱　陈皮五分

上每服五钱。水二盏，煎至一盏，去渣，食前温服。

麦门冬饮子

治吐血久不愈，或肺气虚而短气不足以息，或肾虚发热，唾痰，皮毛枯燥。

五味子十个　麦门冬去心，半钱　当归身　人参各五分　黄耆一钱　生地黄五钱

上为粗末，作一服，水二盏，煎至一盏，去渣，稍热服，不拘时。以三棱针于气冲出血立愈。

三黄补血汤

治六脉俱大，按之空虚，必面赤，善惊，上热，乃少阴心之脉也。此气盛多而亡血，以甘寒镇坠之剂大泻其气，以坠气浮，以甘辛温微苦峻补其血。

熟地黄二钱　生地黄三钱　当归一钱　柴胡二钱半　升麻一钱　白芍药半两　牡丹皮一钱　川芎二钱　黄耆一钱

上每服五钱。水二大盏，煎至一盏，去滓，稍热服。补之太过，以防血溢上竭。两寸脉芤，两头则有，中间全无而虚，曰芤。血在上焦，或衄，或呕血，用犀角地黄汤则愈。

小建中汤

治虚劳里急，悸，衄，腹中痛，失精，四肢痠疼，手足烦热，咽干，口燥等症。

桂枝　甘草炙，各三钱　大枣二枚　白芍药六钱　生姜二钱　阿胶炒，一钱

上作二剂，水煎服。

济生犀角丹麻汤

治郁热不解，经络随气涌泄为衄血，或清道闭塞，流入胃脘吐血，或余血停滞，面色痿黄，大便色黑者。

犀角　生地黄　白芍药　牡丹皮各一钱

上水煎服。

白术芍药汤

治脾经受湿，水泄注下，体重困倦，不欲饮食，水谷不化等症。

白术炒　芍药炒，各四钱　甘草炒，二钱

上水煎服。

滋肾丸

治热在血分，不渴而小便不利，或肾虚足热，腿膝无力等症。

知母　黄柏各酒炒，二两　肉桂二钱

上各另为末，水丸桐子大。每服百丸，空心，白滚汤下。

脾约丸

治脏腑不和，津液偏渗于膀胱，以致小便利而大便秘结者。

麻仁一两二钱半　枳实炒　厚朴　芍药各二两　大黄

四两，蒸　杏仁去皮尖，炒，一两二钱

上为末，炼蜜丸桐子大。每服二、三十丸，白滚汤下。

茵陈栀子黄连汤

治黄疸，大便自利而黄者。

茵陈二钱　栀子一钱　黄连一钱

上水煎服。

龙胆清肝汤

治肝经湿热，小便赤涩，或寒热，胁胀，痰咳等症。凡肝经有余之症，并宜服之。

柴胡一钱　龙胆草酒拌，炒焦　人参　天门冬　甘草　黄连炒　山栀炒　麦门冬　知母各五分　黄芩七分五味子三分

上水煎服。

人参养胃汤

治外感风寒，内伤饮食，寒热，头疼，或作疟疾等症。

半夏　厚朴姜制　橘红八分　藿香叶　草果　茯苓人参五分　甘草炙，三分　苍术一钱

上姜七片，乌梅一个，水煎服。

不换金正气散

治脾气虚弱，寒邪相搏，痰停胸膈，致发寒热，或作疟疾等症。

厚朴姜制　藿香　半夏姜制　苍术泔浸　陈皮各一钱甘草炙，五分

上姜、枣、水煎服。

藿香正气散

治外感风寒，内停饮食，头疼，寒热，或霍乱泄泻，或作疟疾等症。

桔梗　大腹皮　紫苏　茯苓　白芷　半夏曲　陈皮　白术　厚朴制，各一钱　甘草炙，五分　藿香一钱五分

上姜、枣、水煎服。

白虎加桂枝汤

治瘟疟、温热等症。

知母六两　甘草二两，炙　石膏一斤碎　桂枝三两　糯米六合

上咀，以水一斗二升，煮米熟，去滓，煎至三升。温服一升，日三服。汗出愈。

柴胡姜桂汤

治疟寒多热少，或但寒不热，名曰牝疟。

柴胡八两　桂枝　黄芩各三钱　栝蒌根四两　牡蛎　甘草炙　干姜各一两

上咀，水煎服一升，日三次。汗出愈。

桂枝芍药汤

治疟寒热不论先后。

桂枝五分　黄耆炒　知母　石膏　芍药各二钱

上水煎服。

桂枝黄芩汤

如服前药转极者，宜此和之。

柴胡一两二钱　黄芩　人参　甘草各四钱半　半夏四钱　石膏　知母各五钱　桂枝二钱

上为粗末，依前服。

桂枝羌活汤

治疟处暑前发，头项痛，脉浮，恶风，有汗等症。

桂枝　羌活　防风　甘草各等分

上每服五钱。水煎。

麻黄羌活汤

治证如前，恶风，无汗等症。

麻黄去节　羌活　防风　甘草各半两

上如前服。

一方

治疟病，身热，目痛，热多寒少，脉长。先以大柴胡下之，微利为度，后余热不尽，当服白虎汤，以尽其邪。

白芷一两　知母一两七钱　石膏四两

上咀末，依前服。

麻黄桂枝汤

治疟恶风寒，无汗等症。

麻黄一两　甘草二钱　黄芩五钱　桂枝二钱　桃仁三十个，去皮尖

上每服五钱。水煎服。

桂枝石膏汤

治疟发隔日，先寒后热，寒少热多等症。

桂枝五钱　石膏　知母各一两半　黄芩一两

上作三剂，水煎服。

麻黄黄芩汤

治疟因风暑深入于阴分而发，乃血受病，邪气所舍之尤者也，宜用此发散之。

麻黄一两，去节　甘草炒，三钱　桃仁三十个，去皮尖
黄芩五钱　桂二钱

上为末，依前服。

白芷汤

治疟疾下后余热不尽，服之。

人参　知母一两七钱　石膏四两

上每服五钱。水煎服。

白虎汤加苍术名苍术白虎汤

治胃热作渴，暑热尤效。又治热厥腹满，身难转
侧，面垢，谵语，遗溺，手足厥冷，自汗，脉沉而滑。

知母　石膏各二钱　粳米半合

上水煎服。

人参益气汤

治暑热伤气，两手麻木，四肢困倦，饮食少思，或
发热作渴等症。

黄耆八钱　甘草五钱　炙草二钱　人参五钱　升麻二
钱　白芍药三钱　五味子百四十粒　柴胡二钱半

上作四剂，水煎服。

大顺散

治冒暑伏热，引饮过多，脾胃受湿，水谷不分，脏
腑不调，阴阳气逆，霍乱呕吐等症。

甘草炒　干姜炮　杏仁去皮尖，炒　肉桂

上为末。每服二、三钱，汤调下。

消暑丸

治伤暑发热，头痛等症。

半夏　甘草　茯苓各半斤

上为末，生姜汁作糊，丸梧子大。每服五十丸，水下。

机要浆水散

治暴泄如水，周身汗出尽冷，脉弱，不能语言，甚者加吐。

半夏二钱　附子　干生姜　炙甘草　桂各半钱　良姜三分半

上为末，作一服，浆水煎服。

姜附汤

治霍乱转筋，手足厥冷，多吐呕逆等症。

干姜一两　附子一个，生用

上水煎服。

三因木瓜汤

治霍乱吐下，举体转筋，入腹则闷绝。

干木瓜一两，不犯铁　吴茱萸半两　茴香　炙甘草各二钱

上服五钱。姜三片，苏叶十片，水煎。

香薷饮加黄连名黄连香薷饮

治一切暑毒腹痛，霍乱吐泻，或头痛、昏愦等症。

香薷　茯苓　白扁豆　厚朴　甘草各一钱

上水煎服。

十味香薷散

治伏暑身体倦怠，神昏，头重，吐泻等症。

香薷一两　人参　陈皮　白术炒　茯苓　黄芩炒　木瓜　厚朴姜制　扁豆　甘草炒，各半两

上每服一两。水煎。

半夏白术天麻汤

治寒气所郁，大便不利，闷乱大作，误为有热。服疏风丸下之，原证不减，复添呕逆不食，吐痰不止，眼涩，头旋，恶心，烦闷，气短喘促，目不敢开，如在风云中，头苦疼如裂，身重如山，四肢厥冷。是胃气已损，复下两次。重虚脾胃，名曰痰厥头痛。

半夏一钱半　白术　神曲炒，各一钱　天麻　黄耆　人参　苍术　陈皮　泽泻　茯苓各五分　大麦蘖一钱半　干姜三分　黄柏酒制，二分

上每服五钱。水煎。

麻黄附子细辛汤

治感寒脉沉或细微，反发热，或但欲寐者。

麻黄　细辛各二钱　附子一钱

上水煎服。

麻黄汤

治心脏中风，多汗，恶风，口干，语涩，面垢，头痛，心神惊悸等症。

麻黄　白术　防风　川芎　甘草炙　汉防己　当归　人参各一钱　羌活　远志　茯神各一钱半　升麻八分　桂心五分

上水煎，入竹沥半盏，再煎一二沸，服。

小续命汤

治历节痛风，痰盛口噤，腰背反张，半身不遂，语言蹇涩等症。

防己　肉桂　杏仁去皮尖炒黄　黄芩　白芍药　甘草　川芎　麻黄　人参各一两　防风一两五钱　附子炮，

去皮脐，五钱

上每服三钱。姜、枣、水煎。

乌药顺气散

治风气攻注四肢，骨节疼痛，肢体顽麻，及疗瘫痪，语涩，脚气，步履多艰，脚膝痿弱等症。

麻黄　乌药　橘红　川芎　白芷　桔梗　枳壳麸炒　甘草炒，各一两　干姜炮，五钱　僵蚕炒，一两

上每服五钱。姜、水煎服。

犀角散

治肝脏中风，筋脉拘挛，胁胀，膝软，面赤，语涩等症。

犀角二钱　石膏　羌活　羚羊角各一钱　人参　甘菊花　独活　黄芩炒　天麻　枳壳麸炒　当归　黄耆　川芎　白术　酸枣仁　防风　白芷各五分　甘草

上水煎服。

独活散

治肾脏中风，肌色黧黑，骨节痠疼，多汗，恶风，身体沉重等症。

独活　附子炮　当归酒洗　防风　天麻　桂心各一钱　川芎　甘菊花　枳壳麸炒　山茱萸　黄耆炒　丹参　牛膝酒浸　萆薢　甘草炙　细辛　菖蒲　白术各五分

上水煎服。

防风散

治中风心神恐惧，言语失常。

防风　茯神　独活　人参　远志　龙齿　菖蒲　石膏　牡蛎各一两　秦艽　禹余粮　桂心各五钱　甘草三分

蛇蜕一尺，炙

上每服五钱。水煎。

省风汤

治中风，口噤，口眼㖞斜，筋脉挛急，抽掣，疼痛，风热痰实，半身不遂等症。

防风　南星各四两　半夏水浸洗，生用　黄芩　甘草各二两

上水煎服。

青州白丸子

治半身不遂，口眼㖞斜，痰涎壅塞，手足顽麻等症。

半夏七两　川乌头五钱，去皮脐　南星　白附子各二两

上为末，绢袋盛，浸水中数日，糊丸桐子大。每服十丸，姜汤下。

秦艽升麻汤

治风寒客手足阳明经，口眼㖞斜，恶见风寒，四肢拘急，脉浮紧。大抵多因太阳一经之药，此方以见风邪有六经之异也。

升麻　干葛　甘草　芍药　人参　秦艽　白芷　防风　桂枝各三钱

上每服一两。入葱白一根，水煎。

愈风丹

治足三阴亏损，风邪所伤，致肢体麻木，手足不随等症。

天麻　牛膝酒浸，焙　萆薢　玄参各六两　杜仲七两　羌活十四两　当归　熟地黄　生地黄各一斤　独活五两

肉桂三两

上为末，炼蜜丸桐子大。每服五、七十丸，白汤下。

牛黄清心丸

治诸风痰疾，语言塞涩，健忘，恍惚，头目眩晕，胸中烦郁，痰塞喘嗽，精神昏愦等症，或小儿风痰上壅，抽搐，发热，或急惊痰盛发搐，目反口噤，或大人伤寒汗下之后，烦躁发热不解。

牛黄一两二钱　麝香　龙脑　羚羊角各一两　当归防风　黄芩　白术　麦门冬　白芍药各一两半　柴胡桔梗　白茯苓　杏仁去皮尖　川芎各一两二钱半　肉桂大豆黄卷　阿胶各一两七钱　蒲黄　人参　神曲各二两雄黄八钱　甘草五两　白蔹七钱半　犀角二两　干山药七两　干姜七钱　金箔一千三百片，内四百为衣　大枣一百枚，蒸熟研烂

上各另为末，炼蜜与枣杵匀，每两作十丸，用金箔为衣。每服一丸，温水化下。

苏合香丸

治气中，或卒暴气逆心痛，鬼魅恶气等症。

沉香　麝香　诃子　丁香　青木香　安息香　香附荜拨　白术　白檀香各二两　薰陆香　苏合油　龙脑各一两　朱砂

上为末，用安息香并炼蜜丸桐子大。温水化服四丸。每两作十丸，熔黄腊包裹为善。

河间地黄饮子

治舌瘖不能言，足废不能步，属肾经虚寒，其气厥

不至，宜温之。

熟地黄生者自制 巴戟去心 山茱萸去核 肉苁蓉酒
浸，焙 石斛 附子炮 五味子炒 白茯苓 石菖蒲
远志去心 肉桂 麦门冬

上每服三、四钱。姜、枣、水煎，入薄荷煎。

丁香安胃汤

治呕吐哕，胃虚寒所致。

丁香半钱 吴茱萸一钱 草豆蔻 黄芪各二钱 人
参一钱 炙甘草五分 柴胡五分 升麻七分 当归身一钱
半橘皮五分 黄柏二钱 苍术一钱

上每服半两。水煎。

茯苓半夏汤

治胃气虚弱，身重，有痰，恶心欲吐，风邪羁绊于
脾胃之间，当先实其脾胃。

白术 茯苓 半夏 炒曲各七钱 大麦面半两 陈
皮 天麻各三钱

上每服半两。姜、水煎，食前服。

柴胡半夏汤

治旧有风证，不敢见风，眼涩，头痛，有痰，眼
黑，恶心，兀兀欲吐，风来觉皮肉紧，手足重而难举，
居暖处有微汗便减，再见风其病即作。一名补肝汤

半夏二钱 炒曲一钱 柴胡五分 生姜十片 升麻五
分 苍术一钱 藁本五分 白茯苓

上用水煎服。

藿香安胃散

治脾胃虚弱，不食，呕吐，不得腐熟等症。

藿香　　丁香　　人参各二钱半　　陈皮五钱

上为细末，每服二钱。姜、水煎。

加减二陈汤

治痰饮呕吐，头眩，心悸，或因食生冷，脾胃不和等症。

丁香一两　　半夏　　陈皮各五两　　茯苓三两　　甘草一两五钱

上每服四钱。姜、水煎。

三味曲末丸

治中脘宿食流饮，酸蜇心痛，口吐清水等症。

神曲炒，三两　　苍术泔浸三宿，洗净日干，炒，一两半　　陈皮一两

上为末，生姜汁煮神曲糊丸。姜汤送下。

木香宽中散

治七情伤于脾胃，以致胸膈痞满，停痰气逆，或成五膈之病。

青皮　　陈皮　　丁香各四两　　厚朴制，一斤　　甘草炙，五两　　白豆蔻二两　　香附炒　　砂仁　　木香各三两

上为末，每服二钱。姜、盐汤点服。属脾胃亏损之症不可多服，当与六君子汤兼服之。

防风通圣散

治表里俱实，发热烦躁，作渴饮冷，二便闭塞，及一切疮疡，形症如前。

防风　　川芎　　当归　　薄荷　　芍药　　大黄炒　　麻黄　　连翘　　芒硝各五钱　　石膏　　黄芩　　桔梗各一两　　滑石六两　　山栀　　荆芥　　白术各一两　　甘草二两

上为末，每服二钱。姜、水煎服。仍量儿大小、虚实加减。

牛黄丸

治小儿惊风，中风，五痫，天钓，客忤，潮热，痰涎壅盛症。

白花蛇酒浸　白附子　全蝎　川乌　天麻　薄荷雄黄各五钱　辰砂三钱　牛黄　麝香各一钱　片脑五分

上各另研，和匀，用麻黄煎酒调丸芡实大。每服一丸，薄荷汤下。

天麻防风丸

治小儿惊风，身体壮热，手足抽掣，精神昏愦，痰涎不利等症。

全蝎去毒，炒　僵蚕　天麻　防风　人参　辰砂雄黄　甘草炙　牛黄　麝香五分

上为末，炼蜜丸芡实大。每服一丸，薄荷煎汤下。

消风散

治风热上攻，头目昏眩，鼻塞声重，及皮肤顽麻，瘾疹瘙痒等症。

荆芥穗　甘草炙　陈皮　厚朴各五两　僵蚕　人参茯苓　防风　川芎　藿香叶　蛇蜕去土炒　羌活各二两

上为末，每服二钱。清茶调。

白饼子

治小儿咳吐痰涎，腹中痞癖，脏腑积热，元气充实者。

巴豆二十四个，去皮膜，水煮　半夏　轻粉　滑石天南星

上研匀为末，糯米饭丸小豆大，捻作饼子。每服一饼，白汤下。

天麻散

治小儿急慢惊风，发热，抽搐，痰涎壅盛，或脾土虚弱，肝木乘侮，以致前症，或吐泻不食，嗜卧困倦。

半夏七钱　天麻二钱半　甘草炙　白茯苓　白术各三钱

上为末，每服一钱半。姜、枣汤调。

凉惊丸

治小儿急惊抽搐，发热，痰盛，或肝经风热、积热，抽搐，目瞪或连眨等症。

防风　青黛　草龙胆各三钱　钩藤钩二钱　牛黄　黄连各五分　麝香　龙脑各少许

上糊丸粟米大。每服三、五丸，薄荷汤下。

利惊丸

治小儿惊风及风热生涎，咽喉不利，脾胃无伤，痰涎壅盛者。

辰砂　南星炮，去皮脐　巴豆去心，油，各五钱

上为末，蒸饼丸黍米大。每服五、七丸，薄荷、生姜煎汤下。

泻青丸

治肝经实热生风，目睛上视，惊搐，痰盛，发热，便秘等症。

龙胆草炒焦　川芎　当归　栀子炒　羌活　防风各一钱　大黄煨，五分

上为末，炼蜜丸芡实大。每服一丸，白汤下。

导赤散

治心经有热，烦躁，惊搐，小便赤涩。

生地黄　木通　甘草炙，各一钱

上为末，每服一钱。竹叶煎汤调服。

泻黄散

治脾经有热，烦躁，惊搐，小便赤涩，口舌生疮，咽干作渴等症。

藿香叶七钱　山栀一两　石膏五钱　防风四两　甘草三两

上为末，每服一钱。白汤调。

泻白散

治肺经有热，咳嗽，痰壅等症。

桑白皮　地骨皮各一两　甘草五钱

上为末，每服一钱。白汤调。

益黄散

治脾土虚寒，饮食少思，或呕吐，作泻，腹痛肠鸣，或寒水反来侮土，以致前症。

陈皮一两　青皮　诃子肉　甘草炙　丁香各二钱

上为末，每服二钱。水煎。

陈氏异功散

治元气虚寒，痘疮色白，寒战咬牙，泄泻，喘嗽等症。

木香　当归各三钱半　官桂　茯苓　白术各二钱
人参　肉豆蔻　陈皮　厚朴姜制　丁香各二钱半　半夏
附子炮各一钱半

上为末，每服二、三钱。姜、枣、水煎。

百祥丸

治痘疹黑陷，耳冷，鼻衄，咬牙，吐泻，饮食不进等症。

红牙大戟一两　青州枣三十个

上水煎干，去大戟，将枣焙干为丸。白汤下。

升麻葛根汤

治痘疮初见，发热、头痛等症。

升麻　葛根　芍药　甘草

上水煎服。

清凉饮

治痘后余毒，头面患疮，目赤，咽痛，发热，饮冷，大便不通等症。

赤芍药　当归　甘草　大黄各等分

上水煎服。

柴术参苓散

治肝火风热，搐搦不宁，肢体瘙痒等症

柴胡　山栀炒　川芎　芍药炒，各五分　熟地黄　当归各八分　茯苓　甘草炒，各五分

上水煎服。

参苓白术散

治脾胃虚弱，饮食少思，或呕吐、泄泻等症。病后元气未复，亦宜用此药调理。

人参　茯苓　白扁豆去皮，姜汁拌，炒　白术炒　莲肉去皮心　砂仁炒　薏苡仁炒　桔梗炒　山药　甘草炙

上为末，每服二钱。白汤煎服。

人参安胃散

治因服峻厉，脾胃亏损，或成慢惊，泄泻，呕吐，或肠胃有热，以致前症。

人参一钱　黄耆三钱　生甘草　炙甘草各五分　白芍药七分　白茯苓四分　黄连二分

上为末，每服二钱。水煎。

温脾散

治脾胃亏损，腹胁虚胀，乳食不进，困倦无力等症。

诃子肉　人参各七钱半　白术　木香　桔梗　茯苓　藿香　陈皮　黄耆各五钱　甘草二钱半

上每服二钱。姜、枣、水煎。

温胆汤

治胆气怯弱，惊悸，少寐，发热，呕痰，饮食少思等症。

半夏　枳实各一两　橘红一两五钱　茯苓七钱半　甘草炙，四钱

上每服一、二钱，姜、枣、水煎。

肥儿丸

治小儿食积，五疳，或白秃，体瘦，肚大筋青，发稀成穗，或遍身疮疥等症。

芜荑炒　神曲炒　麦蘗炒　黄连各一钱

上为末，猪胆汁丸，黍米大。每服一、二十丸，木通煎汤下。

九味芦荟丸

治小儿肝脾疳积，体瘦，热渴，大便不调，或瘰疬

结核，耳内生疮等症。

胡黄连　黄连　芦荟　木香　芜荑炒　青皮　白雷丸　鹤膝草各一两　麝香三钱

上为末，蒸饼糊丸麻子大。每服一钱。空心，白汤下。

大芜荑汤一名栀子茯苓汤

治小儿脾疳少食，发热作渴，大便不调，发黄脱落，面黑，便青，鼻下生疮，能乳食吐等症。

山栀三分　黄柏　甘草炙，各二分　芜荑五分　黄连防风各二分　麻黄　羌活　柴胡各三分　白术五分　茯苓当归各四分

上每服二钱。水煎。

桔梗汤

治咳嗽吐脓，痰中有血，已成肺痈症。

桔梗炒　贝母　当归酒浸　瓜蒌仁　枳壳麸炒　薏苡仁　桑白皮炒　百合蒸，各一钱半　五味子炒　甜葶苈炒　地骨皮　知母炒　甘草节　防己　黄耆　杏仁各五分

上水煎服。

地黄清肺饮

治肺疳咳嗽，痰唾稠粘等症。

明阿胶一钱，面炒　鼠粘子三分，炒　马兜铃　甘草各五分　杏仁七枚，去皮尖　糯米炒，十粒

上每服一钱。水煎。

清中解郁汤

治小儿脾气虚弱，饮食停滞，郁热生痰，或身发赤

晕等症。

白术　茯苓　陈皮　山栀炒　山楂　神曲炒　麦芽炒　川芎　桔梗　甘草炒，各五分

上每服二钱。水煎。

九味解毒汤

治一切热毒肿痛，或风热瘙痒，脾胃无伤者。

黄连三分　金银花　连翘　漏芦各五分　山栀四分　白芷六分　当归八分　防风三分　甘草二分

上每服二钱。水煎。

大连翘饮

治风热热毒，表里受患，脾胃无伤，发热作渴，大便秘结者。

连翘　瞿麦　荆芥　木通　赤芍药　蝉蜕　甘草　防风　柴胡　滑石　山栀炒　黄芩炒　当归各等分

上每服一钱。水煎。

犀角消毒丸

治疮疡初起，焮肿作痛，热闷。已成欲作脓，或脓成已溃者，皆不宜用。

犀角　薄荷　连翘　玄参　牛蒡子各一钱　甘草三分　金银花一钱

上为末，丸桐子大。每服一、二十丸。白汤下。

朱砂安神丸

治心神烦乱，发热，怔忡，少寐，或寐中惊悸等症。

黄连一钱半　生地黄　当归　甘草炙，五分　朱砂一钱，另研

上为末，蒸饼丸黍米大。每服十丸，津咽下。

柴胡清肝散

治肝胆三焦风热，疮疡，或怒火憎寒发热，或疮毒结于两耳前后，或身外侧至足，或胸乳小腹下及两股内侧至足等症。

柴胡　黄芩炒　人参各三分　山栀炒　川芎各五分
连翘　桔梗各四分　甘草三分

上水煎服。

活血散

治痘疹已出未尽，烦躁不宁，肚腹作疼等症。

白芍药一两，酒炒　紫草茸一钱半

上为末，每服一匙。糯米汤调下。

神功散

治一切疮疡，肿焮作痛，未成者敷之即散，已溃者敷之肿痛即消。

黄柏炒　草乌炒　血竭

上为末，津调敷患处。

惺惺散

治变蒸，伤寒，头疼，壮热，目眵，多睡，咳嗽喘急，或痘疹已出未出疑似之间。

人参　白术　茯苓　芍药　细辛　桔梗　甘草　天花粉各等分

上水、姜煎服。

人参羌活散

治伤寒时气头疼，或痘疹兼于发表。

人参　羌活　独活　柴胡　前胡　桔梗　茯苓　枳

壳　川芎　天麻　甘草　地骨皮各三分

上入薄荷五叶，姜、水煎服。

参苏饮

治感冒风寒，发热，咳嗽，或痘疮初起未出，咳嗽等症。

人参　紫苏　陈皮　半夏　茯苓　枳壳麸炒　桔梗炒　前胡　干葛　甘草各五分　木香

上姜、水煎服。

升均汤

治痘疮已出不匀，或吐泻，发热，作渴。

升麻　干葛　芍药炒　人参　白术炒　茯苓　甘草紫草如无，红花代之

上每服三、五钱。姜、水煎。

参芪四圣散

治痘疮已出，至六、七日不起发，不生脓、不作痒。

人参　黄耆炒　白术炒　茯苓　当归　芍药炒　川芎各五分　紫草　木通　防风各三分　糯米二百粒

上水煎服。

人参透肌饮

治痘疮虽出不齐，隐于肌肤间者。

人参　紫草　白术　茯苓　当归　芍药　木通　蝉蜕　甘草　糯米各等分

上每服三钱。水煎。

参芪内托散

治痘疮里虚发痒，或不溃脓，或为倒靥等症。

人参　黄耆炒　当归　川芎　厚朴姜制　防风　桔梗炒　白芷　官桂　紫草　木香　甘草炒

上入糯米一撮，水煎服。仍量儿加减。

加味参芪术附汤

治痘疮表里俱虚，吐泻，作渴，手足厥冷。非犯里虚，寒战咬牙，吐泻，头温足冷者，不可服。

人参三钱　黄耆二钱五分　白术二钱　附子　木香各五分　当归一钱五分　川芎　陈皮炒　甘草炙，各一钱　豆蔻煨，一个　茯苓　干葛各一钱半　诃子二个　芍药一钱五分　糯米三百粒

上每服二钱。姜、水煎。

紫草快斑汤

治痘疹血气不足，不能发出，色不红活等症。

紫草　人参　白术　茯苓　当归　川芎　芍药　木通　甘草　糯米

上每服二钱。水煎。

人参胃爱散

治痘疮已发未发，吐泻不止，不思饮食等症。

人参　藿香　紫苏　木瓜　丁香　茯苓　甘草　糯米

上每服三钱。姜、枣、水煎。

紫草木香汤

治痘疮里虚，痒塌黑陷，闷乱。

紫草　木香　茯苓　白术　人参　甘草炒　糯米

上每服三钱。水煎。

人参门冬饮

治痘疮发热，烦渴等症。

麦门冬一两　人参　陈皮　白术　厚朴　甘草各五钱

上每服二、三钱。水煎。

前胡枳壳汤

治痘疮八、九日间，腹胀，大小便不通等症。

前胡　枳壳麸炒　茯苓　大黄炒　甘草各等分

上每服二钱。水煎服。如身温、脉微及泻者，不可用。

射干鼠粘子汤

治痘疮收敛后，余毒不尽，发热不止，或咽喉肿痛，或患热毒等症。

鼠粘子四两，炒　升麻　射干　甘草各一两

上每服三钱。水煎。

三豆饮

治天行痘疮，始觉即服之，多者必少，少者不出等症。

赤小豆　黑豆　绿豆各一升　甘草节五钱

上水煮熟，任儿食之，七日自不发。

败草散

治痘疮，抓搔成疮，脓血淋漓，谓之斑烂。

用屋烂草，或盖墙烂草，多年者佳，取为末搽之，须多掺席上，任儿坐卧。

紫草木通汤

治痘疹出不快。

紫草　人参　木通　茯苓　糯米各等分　甘草减半

上每服二钱。水煎。

消毒散

治痘疹初起烦热，或痘后余毒疮肿。

牛蒡子炒　荆芥穗　甘草各五分

上水煎服。

甘桔防风汤

治痘后余热，咽膈不利，或咽舌生疮等症。

桔梗炒　甘草　防风各一钱

上水煎服。

甘露饮子

治积热及痘后咽喉肿痛，口舌生疮等症。

生地黄炒　麦门冬去心，焙　熟地黄　天门冬去心
黄芩炒　石斛　枳壳麸炒　枇杷叶　茵陈　甘草炙，各
等分

上每服二钱。水煎。

谷精草散

治痘疹已靥，翳膜遮障瞳子等症。

谷精草一两　蛤粉二两　黑豆二两

上为末，用雄猪肝一叶，竹刀批开，掺药在内，以
麻线缚定，砂罐内水煮熟，任儿食之。

化毒丹

治胎毒及痘后头面生疮，眼目肿痛，或口舌生疮，
口干作渴，大便坚实等症。

生地黄杵膏　熟地黄自制杵膏　天门冬　麦门冬
玄参各三两　甘草　甜硝各二两　青黛一两五钱

上为末，炼蜜丸芡实大。每服一丸，白汤化下。

大如圣饮子

治疮疹斑痘，毒攻咽嗌，肿痛热渴，或成肿毒不消等症。

桔梗　甘草　鼠粘子炒，各一两　麦门冬五钱

上每服二钱。水煎。

宣风散

治惊风。

槟榔二个　陈皮　甘草各等分　牵牛四两，半生半炒

上为末，每服五分，蜜汤调下。

木香散

治小儿腹胀泻渴等症。

木香　大腹皮　人参　桂心　赤茯苓　青皮　前胡　诃梨勒　半夏姜制　丁香　甘草炙，各等分

上每服二钱，姜、水煎。

雄黄解毒散

治痘疮后牙疳口臭，或走马疳，龈颊蚀烂，或肢体成痘疳，凹陷不愈。

雄黄一两　铜绿二钱五分

上为末，用米泔水洗净，干掺患处，口内不可用。

丝瓜汤

治痘疮毒。

丝瓜　升麻　芍药酒浸　甘草　黑豆　赤小豆　犀角镑

上水煎服。

四圣散

治痘疹出不快及倒靥。

紫草茸　木通　甘草炙　枳壳麸炒　黄耆各等分

上每服二钱，水煎。

独圣散

治痘疮倒靥陷伏。

用川山甲取前足嘴上者，烧存性，为末，以木香汤入少酒，服之。

快透散

治痘疮出不快等症。

紫草　蝉蜕　人参　木通　芍药　甘草炙各等分

上每服二钱，水煎。

鼠粘子汤

治斑疹稠密，身热等症。

鼠粘子炒　当归　甘草炙各一钱　柴胡　连翘　黄芩　黄耆各一钱半　地骨皮二钱

上每服二钱，水煎。

紫草散

治痘疹黑陷，气血虚弱，疮疹不起。

紫草　甘草　黄耆炙　糯米各一钱半

上水煎服。

益元散

治痘疹初起，烦躁作渴等症。

滑石六两　甘草一两

上各另为末，每服五、六分，白汤调下。

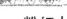

粉红丸

治心虚困卧惊动，痰涎不利，或发热痰嗽等症。

天南星　朱砂一钱五分　天竺黄五钱　龙脑一钱　胭脂一钱

上用牛胆汁和丸芡实大。每服一丸，砂糖汤下。

制附子法

附子重一两三、四钱，有莲花瓣，头圆底平者。先备童便五、六碗，将附子先放在灶上烟柜中间，良久，乘热投入童便，浸五、七日，候润透揭皮，切四块，仍浸二、三日，用粗纸数层包之，浸湿埋灰火半日，取出切片，检视有白星者，乃用瓦上炙熟，至无白星为度。如急用，即切大片，用童便煮二、三沸，热瓦熟用之。

方剂索引

220

221